JN206441

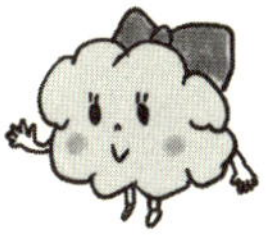

脳を「接待」する！

上手な脳内リズムの整え方

脳内科医・「脳の学校」代表
加藤俊徳

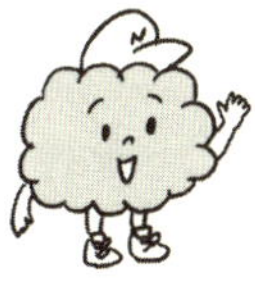

清流出版

はじめに

脳のコンディションを変えれば
ストレスに強くなる

現代人は多くのストレスを抱えています。仕事におけるストレス、職場や社会的な人間関係や家庭のストレス、あるいは経済的な問題から来るストレスなどなど……。

でも、よくいわれるように、ストレス自体は悪いものではありません。「ストレス学説」を唱えたフランスの生理学者ハ

「心身の活性度」の6段階分類（ハンス・セリエ）

ストレス　▲高

- ❻ 疲れ果てて"うつ状態"に陥る
- ❺ 集中しすぎて燃え尽き始める
- ❹ 少しイライラする
- ❸ 快適だと感じる
- ❷ やる気を起こす
- ❶ 退屈な状態

低▼

ンス・セリエは、ストレスの強さに伴う「心身の活性度」を六段階に分類しています（右頁図）。

この考え方でいえば2や3の〝軽度〟のストレスは、思考を活性化し、行動のモチベーションをもたらしてくれます。ほどほどのストレスがあることによって、人間は成長していけるともいえるのです。

つまり、適度のストレスは人間の〝味方〟になるということです。ですから、そのレベルでストレスを維持できるのなら、ストレスも歓迎されるべきもの。でも、それが強くなりすぎることによって「悩み」が深くなったり、「強いうつ状態」への引き金になったりするから困るのです。

「それなら、強度2や3のレベルの〝良い〟ストレスを保ち続けることができたら、人間はストレスに悩まなくてすむ、その方法はないのだろうか？」

と私は考えました。そして行き着いたのが、本書のテーマである「脳の接待」です。簡単に説明すると、「脳をいつもいきいきとした状態に保つための方法」です。脳が元気で快調にリズムを刻めば、みんなに忌み嫌われるストレスだって、味方にしてしまえるのです。むしろ脳のコンディションを整えることで、ストレスを受けたとしても、ますます元気になることも可能です。

「良いストレス」と「悪いストレス」

では「ストレス」とはなんでしょうか？

じつは人間は、過去の出来事を思い返したとき、気になって消えないものを「ストレスだ」と感じるのです。これが一般的に「良くないストレス」です。

しかし本来、ストレス自体には「良い」も「悪い」もありません。その刺激が適度な緊張感や生活リズムをもたらすのであれば、それは「良いストレス」です。反対に、その刺激で脳と体のリズムが乱され、重度のストレスから抜け出せなくなるとしたら、それは脳の毒であり、「悪いストレス」ということになります。

ということは、単に「ストレスを無毒化する」だけでなく、「悪いストレス」を軽減させて、「良いストレス」に変換できれば、ストレスも役に立つということになります。

これは、個人個人のストレスとの付き合い方で決まってきます。例えば仕事が忙しくて悲鳴を上げているときに、新しい仕事を命じられた場合、「なんでこんなときに！」

と考えると、「悪いストレス」になってしまいます。しかし反対に「次のステップに役立つから、がんばろう！」と前向きにとらえれば「良いストレス」になるのです。

こんなふうに前向きにとらえられるように、脳のコンディションの整え方を身につける——そのための方法が「脳を接待する」ということです。脳を接待することが、悪いストレスを無毒化させるだけでなく、自分自身を成長させる原動力になるのです。

そのためには、自分の脳を、常にベストなコンディションに持っていくようにすること。脳の状態を万全にして、ストレスを〝迎え撃てばいい〟のです。

本書はこの考え方に沿って脳を接待し、「脳内リズムを整える」方法を、いろいろな角度から提起してあります。心と体をむしばむ毒のあるストレスを「良いストレス」に転化させて、明るく健康に活躍するための一助になれば、これに勝るよろこびはありません。

「脳を接待する」とは？

ストレスに悩まされないために

▼　▼

良いストレスを持ち続ける　ストレス耐性をつける

▼

そのために必要なのが

脳の接待
＝
脳内リズムを整える

▼

脳のコンディションが、いきいきとした状態になる

目次

第2章

脳の接待① 睡眠

究極の接待術「睡眠力」を高める

第3章

脳の接待② 呼吸

「呼吸」で脳内リズムを整える

第4章

脳の接待③ マインドフルネス
「マインドフルネス」で脳に元気を取り戻す

第5章 脳番地を知って、弱っている番地を徹底ケア

おわりに

［編集協力］　未来工房
［ブックデザイン］　松永大輔
［イラスト］　こいしゆうか

第1章
脳内リズムを整えてストレスに強くなる

ストレスは、脳の成長を妨げる「拒否反応」となる

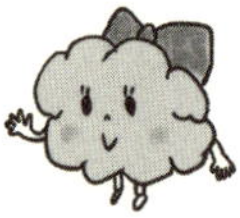

なぜ私が**「ストレスを脳の味方にしよう」**と考えたのかといえば、**「人間の〝悩み〟は脳が生み出す」**という結論にたどり着いたからです。

人間は誰でもストレスを抱えているものですが、それが悩みにつながるところが問題なのです。悩みにとらわれ続けていると、やがて「自分の心や考え方がおかしいのではないか？」と自分を責めるようになります。それが高じるとますます自分を追い込み、〝悩みの悪循環〟にはまり込む。やがてうつ状態に陥って脳の働きが停止に向かって病んでいきます。この脳の活動が低下していく状態を人は〝こころの病〟と位置づけています。

私自身も、若い頃はいくつもの悩みを抱えていて、なかなか心の闇が晴れることはありませんでした。必死で考えているのだから、脳の働きが低下しているとは気がつかないのです。

でも、専門的に脳を診断し患者さんの治療を重ねていくうちに、私の心の闇は、徐々に晴れて、脳もすっきり活動するようになりました。

およそ三〇年前、新米医師の私は、小児科の臨床医でした。MRI（磁気共鳴画像）という装置を使って最新の技術を開発しながら、一見、健康そうに見える脳から、一人ひとり異なった脳の原因を探し診断しようとしました。そして、脳に問題の箇所があってもなくても、新生児や乳幼児の脳にも、すでに個性が見られることがわかってきました。その後、大人も積極的に診断、治療するようになり、約一万人以上の患者さんの脳を撮影し、観察しました。

その結果、幼少期の脳と大人の脳には決定的な違いがあることに気がつきました。

キーワードは、「脳の成長拒否反応」です。これが「脳のリズム」の乱れを一層強くします。

強いストレスを受けたことが原因で大きな悩みを抱えている人の脳は、必ず活力を失っていたり、一部が未熟であったりすることが見えてきました。これは、ストレスによって脳が〝成長して変わることを拒否〟するからです。誤解を生まないために、言い換えると、ストレスによって脳がずっと成長しない状態を継続してしまうのです。

本来、人の脳はいつでも成長したがっている器官なのです。ところが、強いストレスにさらされ、脳内リズムが大きく乱れていると、脳が変わりたくても変われないのです。いろいろなストレスに対して、適応できないコンディションの脳になっていると考えてください。

この**「脳の成長拒否反応」**は、**幼少期の脳よりも、年を重ねるごとにところどころに表れ、脳の成長をアンバランスにしていきます。**

ではなぜ、脳が活力を失っていくのか？　その理由は、その人の性格や育ち方もさることながら、「受けたストレスの記憶が脳の働きに影響する」からです。経験した記憶の中身か影響して、脳が新しい変化を起こしにくくなるのです。

脳に記憶として刻み込まれたストレスには、体にも悪影響をもたらす「物理的なストレス」と、本人が同じ思考を繰り返す「脳機能的なストレス」の二種類があります。

一般的に、「ストレス」というと、ほとんどは「脳機能的なストレス」を指しますが、本来、注意しなければいけないのは、こうした体と脳に影響する「物理的なストレス」です。いち早くこれを感知して、対処することが重要なのです。

つまり、**脳が休息できなかったりしてコンディションを整えることができないと、脳**

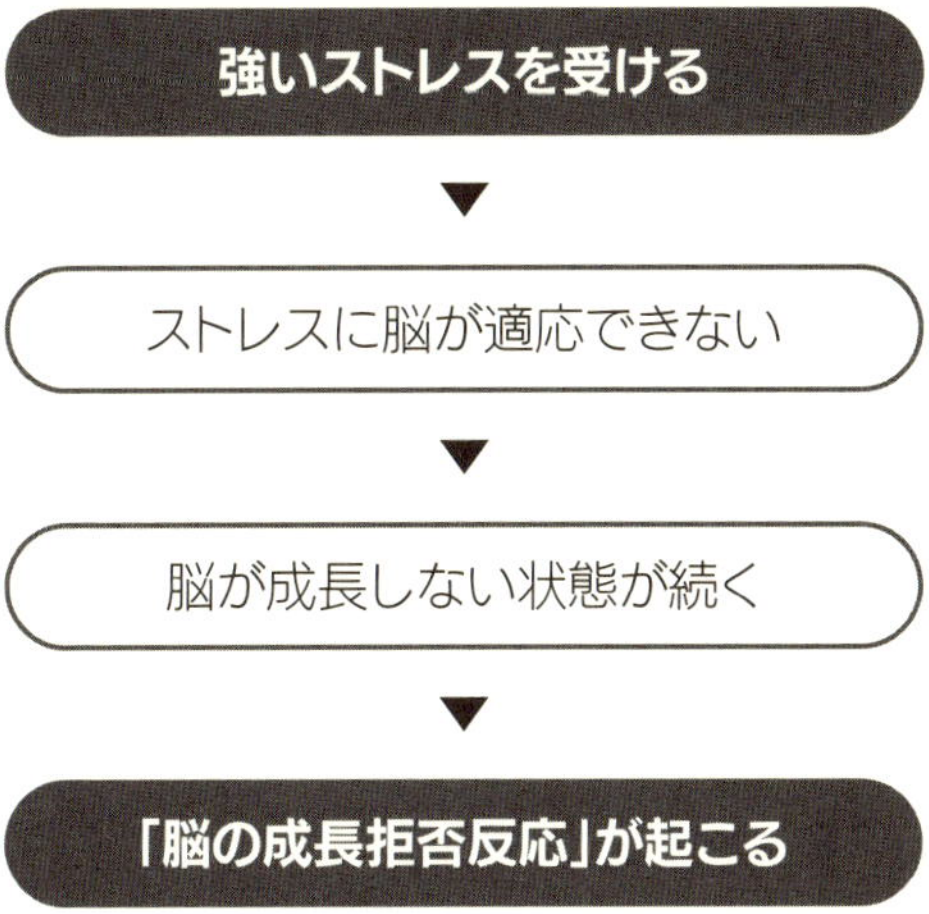
強いストレスを受ける
ストレスに脳が適応できない
脳が成長しない状態が続く
「脳の成長拒否反応」が起こる

が異常を感知し、それが激しいストレス反応となり、体に異常をもたらすのです。

例えば、本来は正常なはずの血圧が、高いまま持続したりします。これはストレスを受けて脳が血管を収縮させ、血管圧を上げてしまうためです。

また、心拍が速くなる「頻脈」もあります。通常は六〇～七〇なのに、強いストレスがかかると、九〇以上になったりするため、体内の「酸化物質」が増える一因になります。酸化物質は組織細胞に強烈なダメージを与えます。この結果、神経細胞が死滅しやすくなり、脳内を傷つけるメカニズムが働きます。時には、四〇歳に満たなくとも「微小脳梗塞」が増えていくなど、肉体面にも深刻な影響を与えます。

脳はストレスの感知器官なのです。血圧や頻脈のような異変が起こるのは、ストレスの感知器官として脳が働き、それが体に伝わるため、というのが私の考え方です。

脳と体は、相互にストレスのセンサーになっていると考えればよいのです。

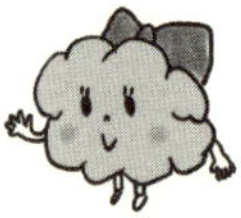

ストレスや悩みの解決には「心」よりも脳を大事にする

こうして「悩み」と「脳」の研究を続けているうちに、**「人間がストレスによってダメージを受けるのは心ではなく脳である。悪いストレスは、脳のどこかに変調をきたす原因になる。悪化すれば脳の成長を止める力を持つ」**ということに気づいたのです。

とくに、発達障害のために伸び悩んでいるお子さんや、また大人も発達障害と向き合っている間に、脳が発達しない拒否反応に陥っていることもわかってきました。

脳は、人体のほかの臓器とは比べものにならないほど、複雑な機能を持っているだけでなく、とても敏感な器官で、すぐに刺激に反応して適応しようとします。入手した情報を処理し、記憶して、それを基に体中の各器官に指令を出したりしているからです。しかも脳は、その場所ごとに役割が決まっています。ですから、MRIなどの画像を見れば、どこが発達しているか、未熟なのかがわかります。

このように脳画像を解析した結果、受けたストレスによって変調をきたす脳の場所（番地）が異なることが明確にわかったので、私はそれを「脳番地」と名づけました。これについてはあとで詳述します。

私の脳科学への取り組みは、いったん形がなく想像するしかとらえどころのない「心」から離れることから始まりました。**「心」というのは、実体があるかどうかもわからないものです。これまで「心の悩み」を解決しようとする学問は、その実体のないところに向かって、あれこれ仮説をぶつけてきたのです。**

しかし、実体のないものを、どうやって解明できるのでしょうか。あるいはコントロールすることができるのでしょうか……。いくらそれを研究しても、問題は決して解決しないと、私は考えています。

しかし、個々人の脳の成長過程の違いに基づく「個人脳科学」であれば、はっきりと具体的な診断と治療の知見が蓄積できると確信しました。

人にはそれぞれの成長過程があり、それを支えているのが脳の成長です。人の性格は、その成長過程に形成されていく脳からもたらされるものです。それぞれが持つ脳の「個性」によって、明るかったり、活発だったり、あるいは落ち着いた性格だったりという、人間の「個性」が決まってきます。

人間の性格が脳で決定されるのなら、脳を大事にすれば、性格も良い方向に変えることができるはずです。その結果、ストレスを味方につけることも、ストレスに伴う悩みをなくすこともできるかもしれないのです。

人間のストレスや悩みは、「心の反応」ではなく「脳の成長拒否反応」ととらえることができる。これが、私の結論です。

そして、**ストレスや悩みを解決するには、「心」よりも、まず脳を大事にして脳が成長し変わっていくことに対する拒否反応を起こさないように、脳内リズムを整えることが大切、ということになります。**

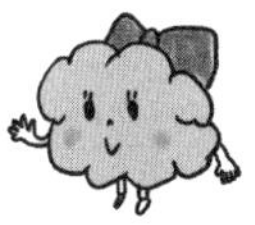

脳内リズムを整えるとは、どういうことか？

では、どうやって「脳内リズムを整えれば」よいのでしょうか。

脳は、〇・一ヘルツ（一〇秒に一回の波）よりももっとゆっくりの周波数の波で活動リズムを刻んでいます。脳活動が活発になると波は速くなり、回復期には、再びゆっくりになります。**私たちの体が十分に休まるためにも、脳の休息が必要なのです。そのためには、日々、脳内リズムを整える生活が望まれます。**私たちの祖先の一日の暮らしは、大自然の中で日の光の恩恵のもとで遊んだり、労働したり、食事を摂り、夜には月や星の明るさの中でぐっすり眠る、昼間活動し、夜は睡眠をとって休む……、という繰り返しの中で脳内リズムを獲得してきました。

ところが、現代社会では、睡眠を削ってまで活動をしています。電気の恩恵が街を明るくし、夜の活動も可能にしました。二四時間営業の店も多くあります。家でも室内は明るく、インターネットやスマートフォンにより、調べ物から、友人との連絡、時には買い物もでき、一日の時間を自分で自由に使うことが可能になりました。また、仕事や学業のために夜の時間を費やさねばならない方も少なくないでしょう。

このような生活習慣の中で、現代の社会生活による脳内リズムの乱れから来る症状として、次のことが考えられます。

●睡眠時間の乱れ（昼夜の逆転）
●ストレスの蓄積
●記憶力の鈍り感
●頭がすっきり覚醒しない
●昼間の眠気

生活習慣の変化が、現代人の脳内のリズムを混乱させている結果なのです。

でも、**脳内リズムを整えれば、私たちの日中の認知活動や生活の質を向上させたり、増進することができます。**

例えば、熟睡を促すホルモンである「メラトニン」や、代謝を促す「成長ホルモン」

が分泌する夜九時から朝の三時までの間（「ゴールデンタイム」と呼ばれます）に、できるだけ熟睡すること。それが脳を健康にしていきます。

また、多忙な毎日を日々振り返り、睡眠時間のコントロールをはじめ、地球の自転に伴う一日の移り変わりや、周囲にある自然環境の変化を意識しながら活動することは、脳内リズムを整えるための重要なフィードバックをもたらします。

便利で、忙しい現代であるからこそ、生活習慣を見直して脳と体が健全に働ける環境に導く工夫を取り入れたいものです。

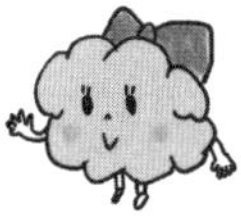

〝間違ったがんばリズム〟が、脳内リズムを破壊する！

日本人は総じて、脳内リズムを整えるのが苦手なようです。それは、日本人が「がんばる」ことを大事にする民族だからです。仕事や勉強の目標達成のために、睡眠を削ったり、本来、自分がやりたいことを犠牲にします。「身を削る」という言葉がありますが、「がんばるとは睡眠を削ること」という意識が強く、自分の肉体を酷使することを厭《いと》いません。

しかしこれは、間違っていると私は思います。「正しい努力の仕方」「正しいがんばり方」を知らずに、やみくもに肉体を酷使しても、決して成果は上がりません。人間は本来、自分の脳の精度を上げることによって「がんばれる」のです。**脳と体のリズムを整えることで、脳と体の能力を正しく発揮することができ、それが成果につながっていきます。**

しかし、**体を壊すまで集中するのは本末転倒。そのひずみが脳と体のコンディションを破壊し、リズム障害を引き起こします。**

いま日本では、自殺者が毎年、二万人を超えています。自ら死を選んでしまうのは、「脳の拒否反応」があることに気づかず、脳を接待できなかったからでしょう。いち早く「自分の脳内リズムが壊れかけている」ことに気づけば、「死」を選ばなければならないほど追い込まれることはなかったはずです。医師として残念でなりません。

男のストレス、女のストレス

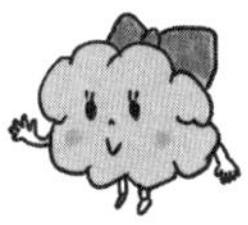

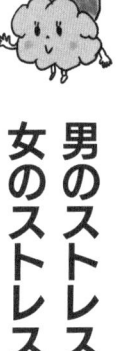

男性のストレスは、主に仕事に関するものが多く、「責任感」がこれを増幅させます。女性の場合も同じで、例えば社会的に活躍している女性の場合、「役割」を与えられる人ほど、あるいは能力が高い人ほど、ストレスをまともに受けてしまいます。なぜなら「逃げられない性格」だからです。「がんばればやれる」と考えてしまうのです。

職場でも家庭でも、能力が高い人ほど「がんばれる」「できる」と、必要以上に努力してしまう。そして、その結果、疲労がどんどん蓄積していって、「やっても、やっても、ゴールが見えない」ことに気づき、愕然とするのです。

しかも女性の場合、仕事のストレスに加え、「家事・育児をしなければならない」というストレスもあります。こういう「慢性的にじわじわと押し寄せるストレス」は、えてして、どう解消したらいいのかわからないケースが多いものです。

専業主婦の場合でも、毎日、淡々と家事をこなすだけという変化のない生活は、大きなストレスになります。しかもご主人は仕事で忙しく、家庭内でほとんど会話がないという状態が続くと、これも脳内リズムを壊す原因になっていきます。

つまり、生活がマンネリ化していくと、脳がそのリズムにはまってしまい、結果的に脳がリラックスできない瞬間が増えていくのです。

そして気づいたら、以前はすんなりできたことが、だんだんとやるのがおっくうになっていき、これが高じると、うつ状態に進んでいきます。それがやがて睡眠障害を引き起こし、「夜中に何度も目が覚める」ようになったりし、生活のリズムそのものが狂っていきます。このように、脳内リズムの乱れは、さまざまな弊害をもたらすのです。

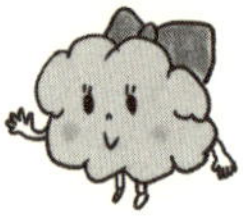

ＩＴ社会のストレスが、脳を〝ダメ〟にする

さらに最近のＩＴ環境が、ストレス過多現象に追い打ちをかけています。もともと、

日本人は自然の移ろいに敏感で、花鳥風月を愛でる国民性の持ち主です。「右脳」の働きが優れていたといえます。

しかし、ＩＴ化に伴い、脳の働きが左側に偏る人が増えてきました。現代社会は、スマホやパソコンなどの使用頻度が高く、文字によるコミュニケーション手段に頼りすぎていることが原因です。

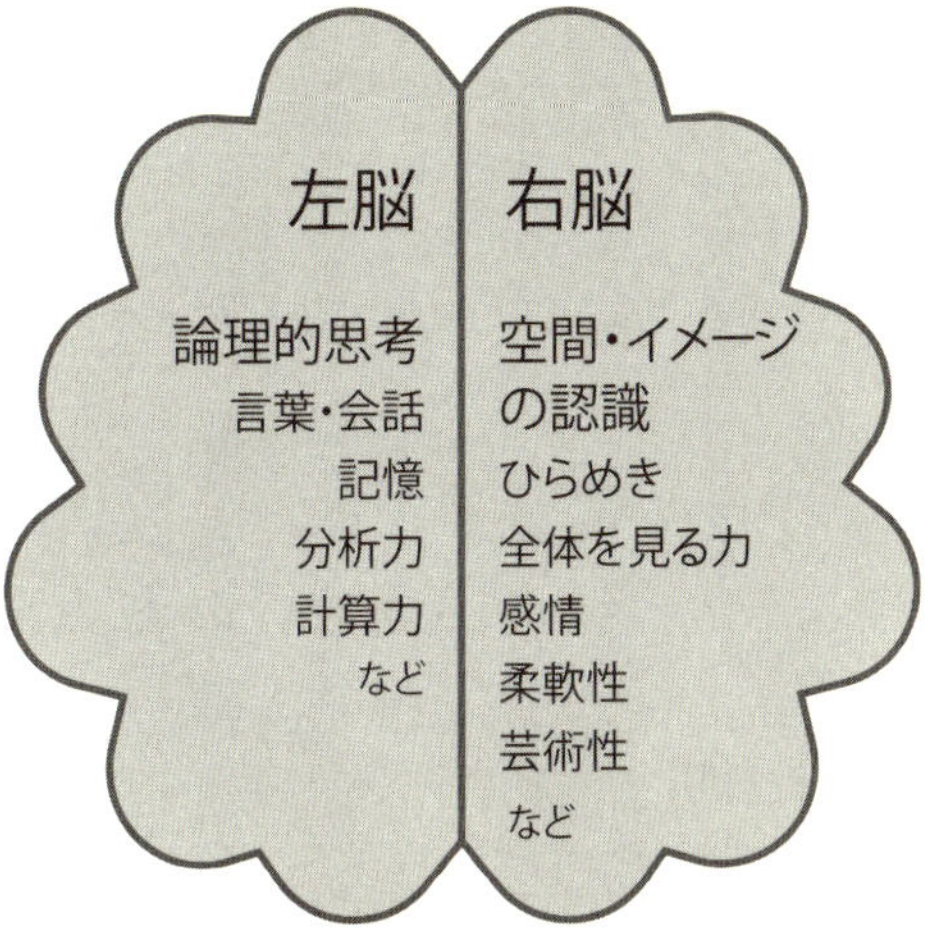

脳は大きく分けて「右脳」と「左脳」があることはご存知でしょう。「右脳」は直感や図形の認識、「左脳」は論理的思考をつかさどる働きをしますが、**ＩＴ機器を使った文字によるコミュニケーションが全盛のいま、左脳が過大に発達する半面、右脳の活性が失われつつあるのです。**

右脳は、空間やイメージをつかさどるだけではありません。人と人が直接顔を合わせてコミュニケーションをしたり、相手の気持ちや感情を読み取ったり、物事の背景などを判断する働きもするのです。

しかし、スマホやパソコンから得られるネット情報は、人と出会って得られる情報と違って、脳で処理される範囲がとても狭まります。文字情報だけの「言語系」の脳番地が主に使われ、それを取り巻く環境を読み取るための「右脳」が働く余地がないからです。

つまり、人との交流を後回しにして、ディスプレイの中の情報だけを重要視すると、脳が〝偏って〟しまうのです。**脳をバランスよく働かせるためには「バーチャルより、リアルが大事」なのです。**

現代社会は、わからないことがあるとすぐにグーグルなどの検索エンジンで調べて、それですべてを理解したと思いがちです。ディスカッションをすることも、直接、人に尋ねることも、めったにありません。でも、ＩＴ機器にばかり頼って、実体験をおろそかにすると、脳が偏った働きしかしなくなり、脳のバランスも、リズムも崩れていくのです。

あなたの脳内リズムの乱れをチェック

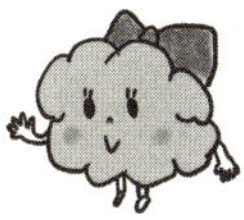

あなたの脳内リズムは大丈夫ですか？

ここで、まず自分の脳内リズムが乱れがちなのかどうか、簡単なチェックをしましょう。

どんなに頭がいい人でも、どんなに屈強な肉体を持っていても、的確に「脳を接待」しなければ、脳内リズムが破壊されていきます。それがやがて、心や体の病につながっていく可能性を高くします。だからこそ、「脳内リズムを整える」コンディションづくりが重要になるのです。

次ページのあなたの「脳内リズム」セルフチェックリストで、ご自身の「脳内リズムの乱れ」を確認してみてください。

例えば最近、「物忘れが多くなってきた」としたら、それは「年のせい」や「認知症」ではなく、脳内リズムが乱れているせいかもしれません。

「脳内リズム」セルフチェックリスト

◆設問1

- □ 睡眠時間は毎日ほぼ7時間以上。
- □ 毎朝、ほぼ決まった時間に起床している。
- □ 朝は目覚めよく、朝の光を浴びている。
- □ 人間関係が円滑である。
- □ スマホやSNSから適度な距離を置いている。
- □ 有酸素運動を週2回、60分以上している。

※チェック項目が3つ以下の人は要注意

◆設問2

- □ 比較的キレやすい（逆にキレられやすい）ほうだ。
- □ つい、不平不満を口にしてしまう。
- □ 日中、強烈な眠気に襲われることがある。
- □ 人間関係で悩みが多い。
- □ 仕事が忙しく、生活が不規則になりがち。
- □ 最近、新しく会う人の名前が覚えられない。

※チェック項目が2つ以上の人は要注意

というのは、**睡眠不足や過労が原因で脳のコンディションが不良になると、キレやすくなったり、人の話を理解できなくなったり、記憶力が減退したりします。**また、やる気もなくなります。脳がリズムを失って、周囲の環境に適応できなくなってしまっているのです。

周囲に適応できないのは、自分の脳が間違ったリズムをつくっているのに、それにも気づかず、漫然と過ごし続けているせいかもしれません。

あるいは、そのリズムに慣れきってしまって、それを不思議に思わないせいかもしれないのです。

とくに、**「どうして私は周囲とトラブルばかり起こすんだろう」という疑問をお持ちの方は、明らかに脳内リズムが破壊されている危険性があります。**

また、どこの会社に行っても長続きせず、仕事を転々とする人、何度も離婚を繰り返す人、あるいは〝いじめられやすい〟人も、脳内リズムの狂いが生活態度に表れ、周囲と協調することができないことが原因の一端にあるように思えます。

しかし「自分の脳内リズムの乱れ」を知って、「脳の成長拒否反応」を察知すれば、自分自身の日々の行動や思考を再点検することにつながります。**こうして「ストレス**

耐性」が培われれば、生活習慣全般が変わってくる可能性も生まれ、人生そのものが劇的に変化していくはずなのです。

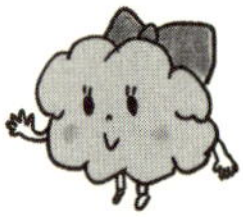

病は脳内リズムの破壊から生じる

日々、クリニックを訪れる患者さんを見ると、ほとんどの人が脳内リズムが破壊されつつあると感じざるを得ません。

実際には、脳内リズムが破壊されているといっても、脳内リズムは、自分では見たり、聞いたりすることができないために、知らない間に破壊されているというのが現状です。

うつ病、統合失調症、気分障害、PTSD、不安障害、自閉症スペクトラム、ADHD（注意欠陥多動性障害）、アルコール依存症、たばこ依存症、薬物依存症、ネット依存症、ゲーム依存症、心身症など、挙げたらきりがないほどの病気において、脳活動の時間帯が一般社会人とは、ずれていることが高頻度に認められます。

人間には「体内時計」という、生体リズムをつかさどる「時計」があります。これは、脳の中にＤＮＡとして組み込まれているので、それに逆らって無理をすると、精神的にも肉体的にも破綻をきたします。睡眠、食事、休息、仕事など、生活の中のいろいろなものが脳の中でリズムをつくっているのですが、ほとんどの慢性的な病でも、脳内リズムが破壊されていきます。

例えば、うつ病、関節リュウマチなどの膠原病、肥満症、糖尿病などの生活習慣病、さらに慢性腎臓病、不整脈、慢性肝炎など、脳以外の全身の臓器疾患に、不眠症などの脳内リズム障害が合併していることがわかっています。

つまり「しっかり眠る」こともリズムをつくることにつながりますし、起きて活動している最中も、リズムが壊れないように整えることが大切になります。**本来「やるべきこと」を「やるべき時間」にやらないと、脳内リズムは壊れていくのです。**

「休息」によって脳を接待する

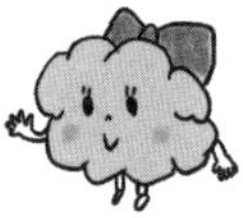

脳内リズムを整える、つまり**「脳を接待する」ためには、「休息」と「成長」という二つのアプローチ法があります。**

まずは、「脳の疲れをとる」ための「休息」についてお話ししましょう。

ごく当たり前のように思われるかもしれませんが、脳内リズムを整える最大の手段は毎日規則正しく、必要な時間、熟睡できること。つまり**睡眠がもっとも有効な「脳の接待」なのです。**とはいえ、何もせずに寝ているだけでは脳の休息には不十分です。

また、瞑想（マインドフルネス）やゆっくりとした呼吸法などで、覚醒しながら脳を休ませることも重要です。脳内リズムは、昼間、もっとも乱れるので、昼間にストレスを受けにくくすることも、脳の成長に必要となります。

例えば、人間の就寝時間でいえば、夜の九時から朝方三時すぎまでが「ゴールデンタイム」です。この時間に睡眠をとることが人間にとってベスト。このように**本来、**

生体が持つリズムを有効に活用する努力をすれば、人間は元気になり、いきいきと輝けるのです。

しかし「生体リズムをしっかり守りたい」と思っても、日々の生活の中ではなかなかそうはいかないかもしれません。

じつはいま、私は毎朝、約五キロのウォーキングを日課にしています。日中によく活動すれば、夜、よく眠れるようになります。**つまり活動と睡眠はワンセット。この両面から、脳内リズムを整える必要があるというわけです。**

そこで毎朝五キロのウォーキングをすることにしました。その理由は、「脳内リズム」や「脳のコンディション」は二四時間というタームの中で考えなければならないからです。この運動で自分の肉体に負荷をかけ、それが自分の脳内リズムにどう影響するか、自分自身を実験台にしようと思ったのです。

結論からいえば、いまの私には「脳内リズムチェックリスト」に、ほとんど該当項目が見当たりません。以前のように、夜遅くまで仕事をしていた頃とは雲泥の差です。

仕事のないときも、以前はその時間に漫然とテレビをつけて見るか、ネットサーフィンをしたりしていました。結局、起きていても夜間にはほとんど、実になることをしていなかったのです。

それなら早めに寝てしまったほうがいいと気づき、早く寝るための手段として、体を疲れさせるウォーキングを始めたという側面もあります。毎日、早朝からウォーキングをしていると、夜まで活動し続ける体力が続きません。夜の八時、九時には眠くなって、床についてしまいます。そこで見事に一日が終わるということになるのです。

しかし、**早めに寝ればたっぷり睡眠がとれるので、早朝から知的作業に取りかかることができます。**日中、「ぼーっ」としている時間が少なくなり、昼間の効率性が格段に上がるようになって、まさしく「同じ時間を過ごしていても、自分の脳の活動量が倍増していく」状態になりました。

こうして、寝ているときも起きて活動しているときも、脳内リズムを整えることができるようになったというわけです。

また、「中年の運動量が、認知症の発症を抑えることに関係している」という研究結果もあるほどなので、運動は一石二鳥の効果をもたらします。

しかも昼間、元気に活動していると、「不平不満」が少なくなっていきます。**「不平不満」は間違いなく、脳が覚醒していないことが原因。つまり脳内リズムが崩れてい**

ることのサインです。

反対に、昼間、元気でいきいき過ごすと、愚痴や不平不満など頭に浮かんでこなくなります。たしかに、愚痴をいう人をよく観察すると、あまり寝ていない人が多いようです。寝起きが悪かったり、口論になったりするのはほとんど、頭が疲れているときです。脳が覚醒しておらず、頭がすっきりしていないから、些細なことで〝キレ〟てしまうのです。

脳内リズムが整う生活サイクル

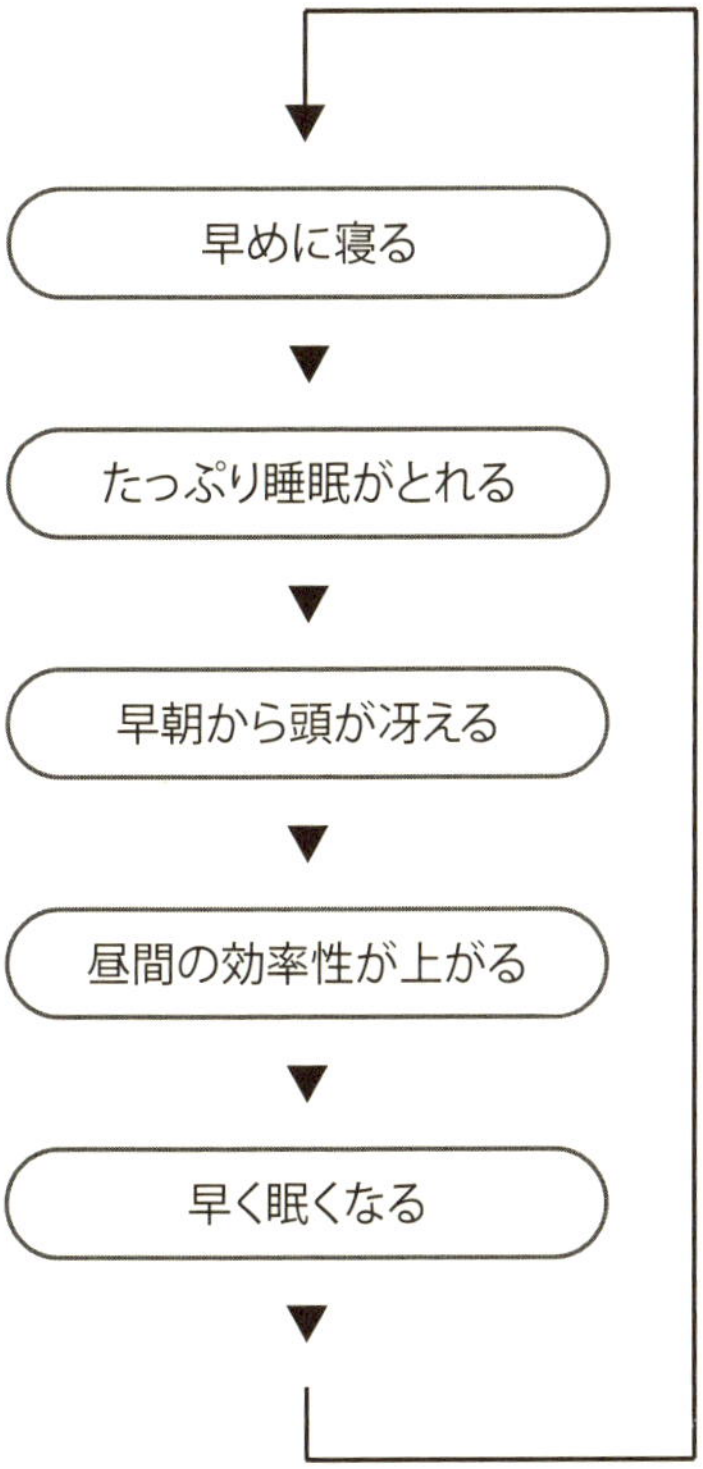

早めに寝る
たっぷり睡眠がとれる
早朝から頭が冴える
昼間の効率性が上がる
早く眠くなる

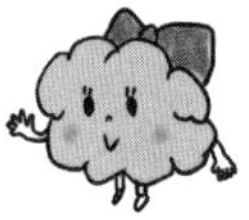

「脳番地の活性を保つ」と脳が「成長」する

「脳の接待」として「休息」の次は、「成長」を促すために、「脳番地の活性を保つ」ことが必要となります。じつは脳はとても貪欲な器官で、いつでも何歳になっても「成長」したがっています。

脳には八つの「脳番地」があり、脳番地ごとにそれぞれの脳番地が、いろいろな情報を得て成長し、ほかの脳番地へとつながり、複雑なネットワークを形成していくのです。つまり脳番地は、情報と経験という「栄養」を吸収して成長していきます。**成長したがっている脳に対して、脳番地ごとの働きを助けることが、脳内リズムを整え、脳を活性化させる方法です。**

先ほど、ウォーキングのことを述べましたが、自分の体を動かしていると、自分の肉体をよく観察できるというメリットもあります。

人間の体は、言葉をしゃべりません。しかし、運動をして負荷をかけると、自分の肉体の利点や弱点がよく観察できます。毎日続けることはつらいときもあります。しかしそこで、自分の肉体がどんな具合になっているかを知るということが「観察」です。「ああ、ここで疲れたな」とか、「昨日より今日のほうが体が重い」などに気づく。そんな「観察」が「記憶脳」を刺激し、脳をまた活性化させます。これが脳を接待することにつながるのです。

このように、**身近な運動が、脳全体を刺激する効果をもたらします。**自分の体に意識を向ける時間を増やせば、だんだん古い記憶が思い出されてきます。例えば中学生の時分、「あの頃はこうだったな」と、学校から歩いて帰ってきた頃が思い出されることでしょう。

運動という手段で、自分の一連の歴史を脳の中によみがえらせることができますし、一日の流れもわかります。これが現在の自分の座標、立ち位置をつかむことにもつながっていきます。

毎日、判で押したような刺激のない生活を繰り返していると、脳の中の特定の脳番地しか働かず、脳は〝退屈〟していき、リズムが乱れてしまいます。反対に、**いつも新しいことに挑戦すると、脳はいきいきと活性化していくものなのです。**

つまり「休息」と「成長」の両面から脳内リズムを整えていくこと。これが、脳の拒否反応を生み出すストレスに負けず、〝穏やかに成長する脳〟をつくることにつながります。こうして脳内リズムを整える力を身につけ、いつも成長し続ける脳をつくること――それが「脳の接待」をする方法となります。

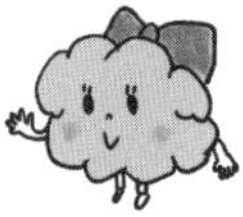

脳番地ごとに脳を接待する

ここで、脳の接待を効率よくできる「脳番地」の考え方について説明します。

脳には一〇〇〇億個を超える神経細胞があります。これらは集団を構成し、同じ働きをする細胞同士が集まっています。

例えば「思考」に関する細胞群はA集団。記憶にかかわる細胞群はB集団、運動をつかさどる細胞群はC集団……、といった具合です。そして、人間が何か行動を起こしたり、考えたりする際には、それぞれの細胞群が連携して働くのです。このそれぞれの働きに応じて集まった細胞たちが〝住む〟場所を、私は「脳番地」と名づけました。**脳の中を一枚の地図に見立て、その役割ごとに「住所」をつけてみたわけです。**

しかし、この神経細胞の集団は、単独で働くだけでなく、それぞれの役割に応じて複雑な組み合わせで連携し、人間の思考や行動を支えています。

「脳番地」は、細かく分けると、左脳、右脳に六〇ずつ、合計一二〇ほどに分けられるのですが、代表的なものは「思考」「感情」「伝達」「理解」「運動」「聴覚」「視覚」「記憶」の八つの脳番地になります。これらの脳のエリアが相互に複雑に連携し合うことで、私たちは、人間として生きていけるのです。それぞれの脳番地の役割を説明します。

①思考系脳番地……物事を考えるときに働くエリアで、脳全体の司令塔と考えられる。脳の「前頭葉《ぜんとうよう》」にあります。

②感情系脳番地……うれしい、悲しい、楽しいなど、人間の感情を表現するときに働くエリア。人の感情を読み取る役割も果たします。左右の「側頭葉」の内側にある「海馬《かいば》」の隣にある「扁桃体《へんとうたい》」を中心に、「前頭葉」や「側頭葉《そくとうよう》」にもあります。

脳番地の働き

❶思考系脳番地
物を考えるときに
深く関係
脳全体の司令塔

❷感情系脳番地
喜怒哀楽などの人間の
感情を表現するときに働く

★感覚系脳番地

❹理解系脳番地
情報を整理し、
新たな創造を生む働き
空間認識や
その場の空気を読む

❸伝達系脳番地
自分の思ったことを伝え
コミュニケーションを
はかるときに働く

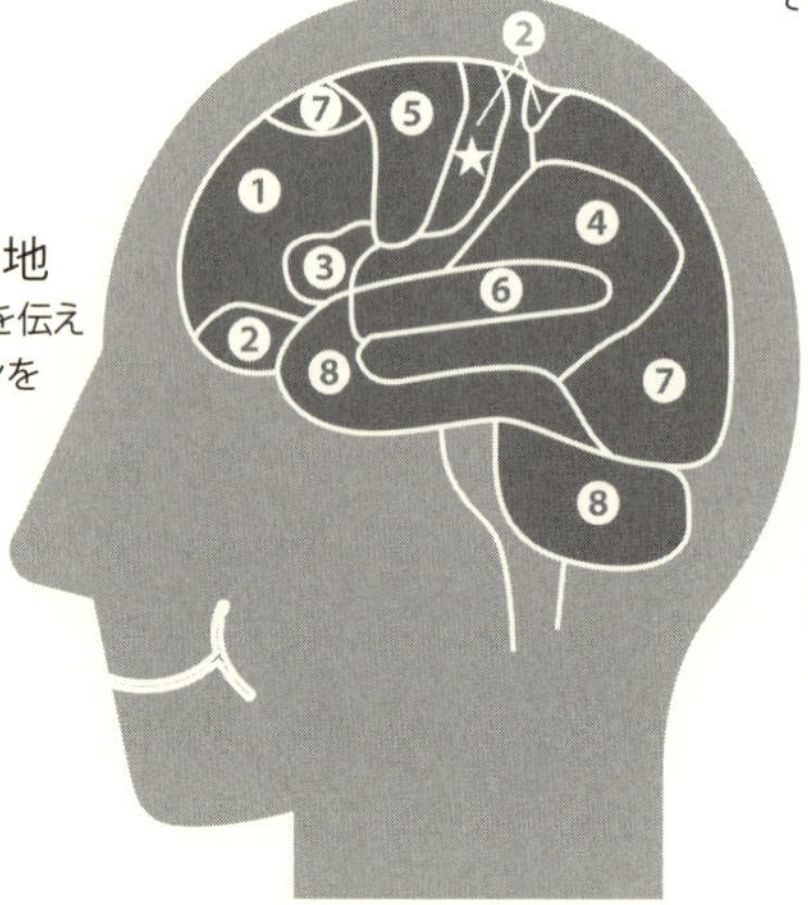

❺運動系脳番地
全身を動かす働き
細かな手の動き
なども担当

❻聴覚系脳番地
耳から入ってきたことを
脳に集約する働き

❼視覚系脳番地
目で見たことを分析し
脳に集約する働き

❽記憶系脳番地
過去に集積された
情報を蓄積し、
必要なときに引き出す働き

運動系脳番地に接している部位は、感覚系脳番地（42ページ★マーク部分）を通じて感情系が活性化されます。

③伝達系脳番地……人とのコミュニケーションなどをはかるときに働くエリア。言葉や身振り、手振り、表情などを使って、自分の思ったことを他人に伝えます。

④理解系脳番地……目や耳などの「五感」から脳にインプットされた情報を整理し、新たな創造を生むためのエリア。「頭頂葉」に位置し、空間認識や、その場の空気を読むなどの働きもします。

⑤運動系脳番地……手足や口などに指令を送り、全身の各部分を動かすときに働くエリアです。毎日の行動やスポーツだけでなく、絵画や裁縫などの細かく手を動かす作業も担当します。

⑥聴覚系脳番地……言語、会話、音声など、耳から入ってきた情報を脳に集積させるときに働くエリアです。「側頭葉」にあります。

⑦視覚系脳番地……目で見た情報を分析し、脳に集積させるエリア。後頭部の目の真後ろに位置しています。

⑧記憶系脳番地……知識や感情、出来事など、過去に集積された情報を蓄積し、必

要なときに引き出すために働くエリア。その情報が「未来」に役立ちます。「海馬」が記憶の中枢です。

このそれぞれの連携がどんなふうに行われているのか、また、それぞれの神経細胞群をどう「接待」すればよいかについては、あとの章で述べることにします。まずここでは、脳の中にこういう「脳番地」があるということを知っておいてください。

これらの中でも、**よく使われる脳番地はどんどん成長し、あまり使われない脳番地は、成長が止まって未熟だったり、活性化が滞って退化していったりします。**

繰り返しますが、大脳にある「脳番地」には、機能ごとに八つのエリアがあります。この脳番地は、神経細胞が集まる「皮質」と、神経線維が集まる「白質」で形成されています。

MRIで画像診断をすると、赤ちゃんから幼年期、大人へと成長していく過程で、徐々に白質が太くなり、それに合わせて皮質の面積が広がっていくのがわかります。この変化は、まさに樹木の伸び方のようなので、私は「脳の枝ぶり」と呼んでいます。

つまり、それぞれの脳番地が、いろいろな形で枝を発達させ、他の脳番地へとつながり、複雑なネットワークを形成していくのです。脳番地の中でも、たくさんの情報**を貪欲に吸収した枝ぶりが太さを増し、枝の数も増えていくのです。**

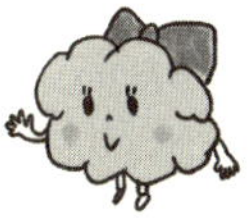

弱い脳番地のコンプレックスを取り除く

ウォーキングに限らず、運動は、脳の「休息」と「成長」を助ける有効な方法です。**運動をしないと脳番地の「運動野」が活性化しないので、考え方の選択肢が狭まります。**運動をしていない人が悩みやすいというのは、そこに理由があるともいえます。

でも「僕は運動が嫌いだ」という人に限って、「運動神経が悪い」というのですが、本来は、「運動神経が悪い」ことと「運動が嫌い」なことは違います。ここが、人間が悩む大きな理由です。

音楽を例にとりましょう。「自分は音痴だから音楽が苦手」というように、「成績が悪かった、うまくできなかったから嫌い」と思い込んでしまいます。しかし、それから時間が経ったりすると、案外、できてしまったりします。できないというのは、昔の残像を引きずっている場合が多いということです。

昔はうまくいかなかったことでも、年を重ねると、ちょっとやるだけで脳をうまく刺激することができることがあります。そこが脳の不思議なところで、周囲の脳番地が発達すると、思わず対応できたりするものなのです。

つまり、**若い頃は何か所も弱い脳番地があったのに、人生経験を積むにつれ、弱点が減ってきて、苦手を克服することもできるということです。**

これは、もともとその脳番地が〝劣っていた〟わけではなく、たまたまうまく使うことができなかったために、活動を休止していたからです。なぜ使われないのかといえば、「そもそも使うような局面がない」場合もありますが、「使ったけれど、たまたまうまくいかなかったので封印してしまった」などのケースのほうが多いのです。その脳番地は、十分に働く機会をもらえないまま、休眠状態に入ってしまったというわけです。

私の場合は新潟県の日本海沿岸で育ったのですが、学校にプールがなかったせいで、水泳が苦手でした。しかしアメリカで研究生活に入ったとき、住んだマンションがプール付きだったので、泳ぐ習慣ができました。するとさらに泳ぎを強化しようという気持ちになって、三五歳を過ぎていたのにまたたく間に上達したのです。上達した途端に、水泳への苦手意識がもたらすストレスも消えていきました。

この例のように、**過去にとらわれずチャレンジをして、自分が苦手だったものを克服すると、一つのストレスが解消され、積み重なれば生きることが楽になっていきます。**

昔のイメージを引きずったままでいると、脳の成長拒否反応から離脱できずに「脳が変わらない規制された状態」を解除できないままになってしまうのです。

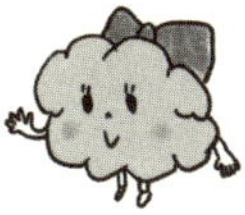

キレそうなときは
脳番地を運動系にシフトする

昨今は、突然「キレる」人が増えています。脳が瞬間的に〝沸騰〟して、思ってもみなかったことをいってしまったり、「あわや」という寸前までいってしまった経験がある方も多いでしょう。

自分が「キレて」しまいそうなときに、どうすればいいのか？　有効な方法をお教えしましょう。**それは「キレそう！」と感じたときは、ゆっくり数を数えることです。**「ああ、そうそう」と思った方は、すでに知っていたか、実際にやってみた経験がある方でしょう。

「キレる」とは、そもそも「感情系」の脳番地が過剰に働く結果、起こります。そこで脳番地を「運動系」にシフトさせるのです。すると運動系で時間稼ぎをしている間に、状況判断や理解する余裕が出てきて、感情が静まります。数を数えるというのは一種の運動行為なので、これに最適なのです。

ちなみに、男性と女性では「キレる」原因が違うようです。女性は「いわれたことに対してキレる」例が多い。「なによ、その言い方……」というように、相手からいわれた言葉や態度に反応するのです。これは、女性は男性よりも「聴覚記憶」が強いからです。

一方、男性のほうは「誤解」によってキレることが多いようです。いわれたことを正しく理解しないでキレる。いわれたことを十分、斟酌《しんしゃく》しないで、頭の中でミスリードしてしまうのです。これは、男性は女性に比べて、聞く力を十分に持っていないからです。脳の「聞く力」が弱いためにトラブルを招くのです。

いずれにしろ、「キレる」というのは、脳の切り替えができていないということ。朝昼晩のリズムの切り替えなど、脳のオンとオフの切り替えが上手にできていないのです。

残念ながら、**人間は年をとってくると脳機能が衰え、脳の切り替えがスムーズにいかなくなります。それを防ぐには、「運動系」脳番地を働かせること。両手や両足を使って遊ぶことが役立ちます。**例えば「お手玉」。これは右手と左手を交互に使うので、脳の切り替え促進に有効です。

交互に使わず、右手だけでやっていると、脳の同じ場所を使うので、応用がききません。自分が使いたいときに、その脳番地が即座に反応するのが、「脳に柔軟性がある」ということです。年をとったり、あるいは定年後も、新しいことをどんどん取り入れられる脳に切り替えていかないと、目の前の現象にとらわれ、脳に適応性がなくなっていくばかりです。

脳がどんな状況にも適応できるように保ち続けていくことが、脳が成長していくと

いう意味です。寒ければ、どうしたら寒さをしのげるのか、お金がなければ、お金をどう稼ぐか、あるいは、いまあるお金でどうやりくりするかを考える。いまの状態に対して、どれだけ対応力があるかが問題なのです。

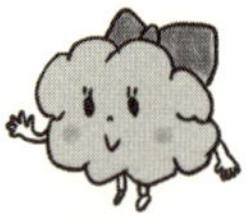

小脳を鍛えて 柔軟なバランス感覚を磨く

脳内リズムを整えるには、脳番地の主要な領域を占める大脳だけでなく、小脳への刺激も忘れてはなりません。

人間の右脳と左脳の働きは別々ですが、それを統合して調節するのが小脳。その調節系を刺激することが、脳と体の健康にとって大事なのです。

小脳は大脳とつながっている原始的な脳です。でもシステム上「平衡感覚」をつかさどる脳です。「さじ加減」を測る脳といってもよいでしょう。例えば、右大脳と左大脳を、片方ずつしか使わなくても、小脳が左右のバランスをとっています。小脳が壊れると、さじ加減ができなくなる。強くやりすぎたり、とっさの対応ができなくなるのです。

私の祖父は漁師でしたが、海の上で仕事をしているからとてもバランス感覚がよく、体の平衡が崩れて倒れるなどということはありませんでした。この調節能力の高さが、八〇歳をすぎても矍鑠《かくしゃく》としていた大きな理由ではないかと思います。

小脳の位置

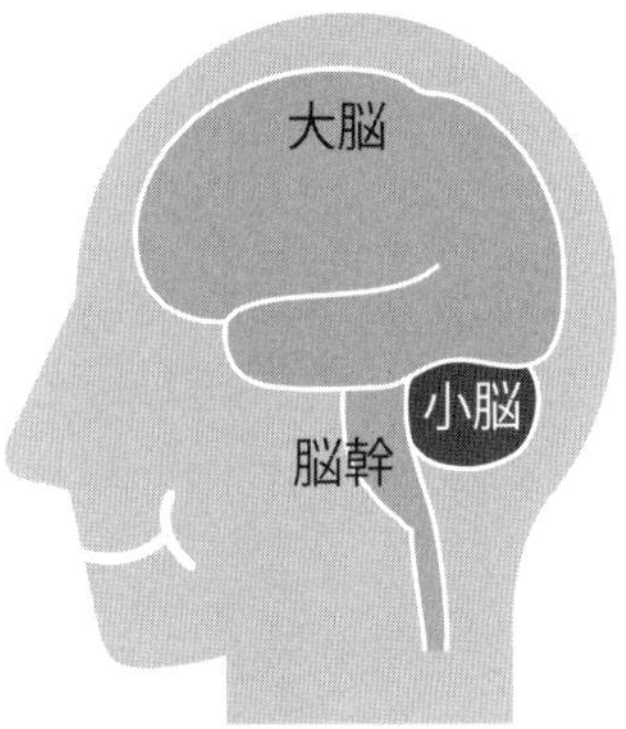

階段を上り下りするときに転んだりするのは、足腰だけでなく、小脳が弱っているからでもあります。加えて、年をとるとバランス感覚が悪くなって、例えば、何かのはずみで人がぶつかってきたときによけられなくなったりします。**転ぶようになるのは、小脳の衰えで、調節力が弱っているから。それは小脳に刺激を与えるとよくなると思います。**

このバランス感覚は、両手や両足を同時に使うことで刺激されます。あるいは、後ろ向きに歩いてみること。また、細い道を自転車で逸脱しないように走って、バランス感覚を磨くのも有効です。トランポリンなどもいいのですが、家でやるのは難しいので、片足立ちをおすすめします。右と左でちゃんと立てるようにすることが大事。**大切なのは「体幹」を使って小脳を刺激することです。**綱渡りのようにバランスをとること。靴下を立ったまま履くとか、平らな道ではなく砂浜とか山道とか、凸凹している道を歩いて足の裏を刺激したりするのも有効です。

意図して坂道とか、アスファルトの道路だけではないところを歩くのを心がけることもおすすめします。また、細かい作業、針仕事やものづくりは、小脳を使うので有効です。

有形無形のさまざまなストレスを受ける現代人。気づかないうちに、脳内リズムが乱れやすくなっています。だからこそ、**ストレスの原因を察知してそれを遮断するとともに、それが脳内リズムを破壊してしまわないように、手段を講じなければならないのです。**

では次の章から、「脳内リズムを整える」具体的なメソッドを紹介していきましょう。

第2章　脳の接待①　睡眠

究極の接待術「睡眠力」を高める

睡眠がなぜ、究極の「脳の接待」なのか

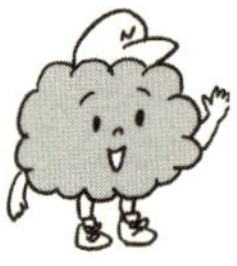

人間にも生活リズムがあるように、脳にもリズムがあります。上手にそのコントロールができるかどうかが、人間の寿命や生命力を決めていきます。それは「生きる力」の基になるものです。

つまり、よりよく生きるためには、上手に脳内リズムをコントロールすること。これが「脳の接待」につながります。

では、脳のリズムを回復させるには、どうすればいいのでしょうか？「まずは睡眠時間を大切にすること」です。きちんと睡眠時間を確保して、良質の睡眠を得ること。**「睡眠の質を高める」ことが、脳と体を健康に保つ最大の方法です。**人間の体は眠っている間に細胞が再生されて、若さが保てるのです。

前章でも、少しだけ睡眠のことを説明しましたが、ここで、睡眠のメカニズムをご紹介しておきましょう。覚醒している時間が人生の三分の二に対して、睡眠の時間は

人生の三分の一を占めています。この覚醒と睡眠の発生には、脳の視床下部《ししょうかぶ》、松果体《しょうかたい》や脳幹《のうかん》が深くかかわっています。

覚醒系の働きには、ノルアドレナリン、オレキシン、ヒスタミンなどの神経伝達物質がかかわっています。睡眠系の働きには、メラトニン、プロスタグランジンD2などが関与し、覚醒系と睡眠系の働きが相互に調節されると考えられています。一日は二四時間であるにもかかわらず、人間の体内時計は、二四時間よりも、およそ一時間長い周期で、睡眠と覚醒の周期を持っていることがわかっています。

例えば、時計もなく暗闇で生活していると、毎日、一時間前後ずれていくので、日光に当たらない生活や時間を意識しない生活は、脳内リズムが乱れやすくなります。

睡眠には速い眼球の動きを伴う「レム睡眠」と眼球の動きを伴わない「ノンレム睡眠」があります。レム睡眠は、寝ながら脳が活動する時間帯で、ノンレム睡眠は、脳が休息する時間帯です。

このノンレム睡眠では、交感神経の活動が低下するために、体温が少し低くなり、呼吸や脈拍は非常に穏やかになってきて、血圧も下がります。ノンレム睡眠の段階は、「ステージ1」から「ステージ4」までの四段階に分けられ、ステージ4がもっとも深

レム睡眠とノンレム睡眠の周期

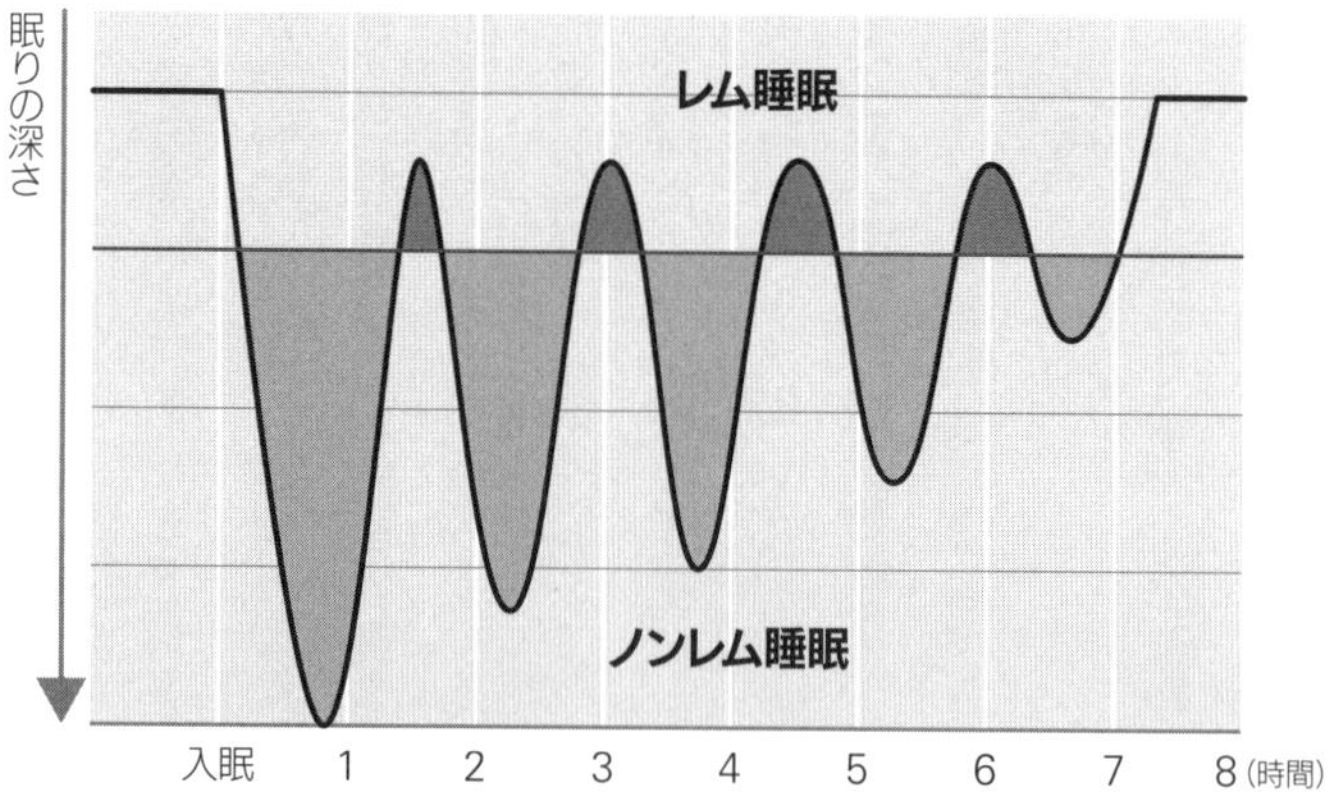

いレベルになります。

人が床につくと、通常、六〇分以内にノンレム睡眠のステージ1からステージ3に達し、やがて一時間から二時間ほどで徐々に眠りが浅くなり、レム睡眠に入ります。

以後は約九〇～一一〇分のセットの中にノンレム睡眠とレム睡眠が交互に現れ、それが繰り返されます。**一晩の平均的な睡眠時間六～八時間の中だと、四～五回のセットが出現することになります。**

レム睡眠では、筋肉活動は低下していますが、交感神経の働きは活発で、脳の活動が高まり、夢を見やすくなります。

夢の内容を覚えている場合は、目覚める

直前が「レム睡眠」である場合がほとんどです。眠りに入ってから二時間以内にレム睡眠が出現しますが、入眠から三〇分以内にレム睡眠が現れた場合は、うつ病やサーカディアンリズム障害などが疑われます。これは「睡眠の質」が悪いからです。

脳内リズムは脳の発達と老化に伴って変化することが明らかになっています。生後五～六か月頃に、夜昼の睡眠と覚醒のパターンが出来上がります。成長とともに睡眠中の様子も変わってきます。

赤ちゃんのときには睡眠時間の約五〇%が「レム睡眠」です。徐々に減っていき、成人で睡眠時間の約二〇%程度になります。さらに、加齢に伴って、レム睡眠が減少していきます。アメリカの医師・Roffwargらの研究からも、年とともに、睡眠時間が短くなり、夢を見にくくなることがわかっています（次頁図）。

ノンレム睡眠の量も三歳頃より五〇歳頃まで、なだらかに減っていることがわかります。ノンレム睡眠のステージは、加齢とともに、ステージ4、ステージ3が減少していきます。そのために、五〇歳を超えると熟睡感が減少しやすくなります。また、中途覚醒が起こりやすいといえます。

総睡眠時間、レム睡眠、ノンレム睡眠の年齢による推移（Roffwargら）

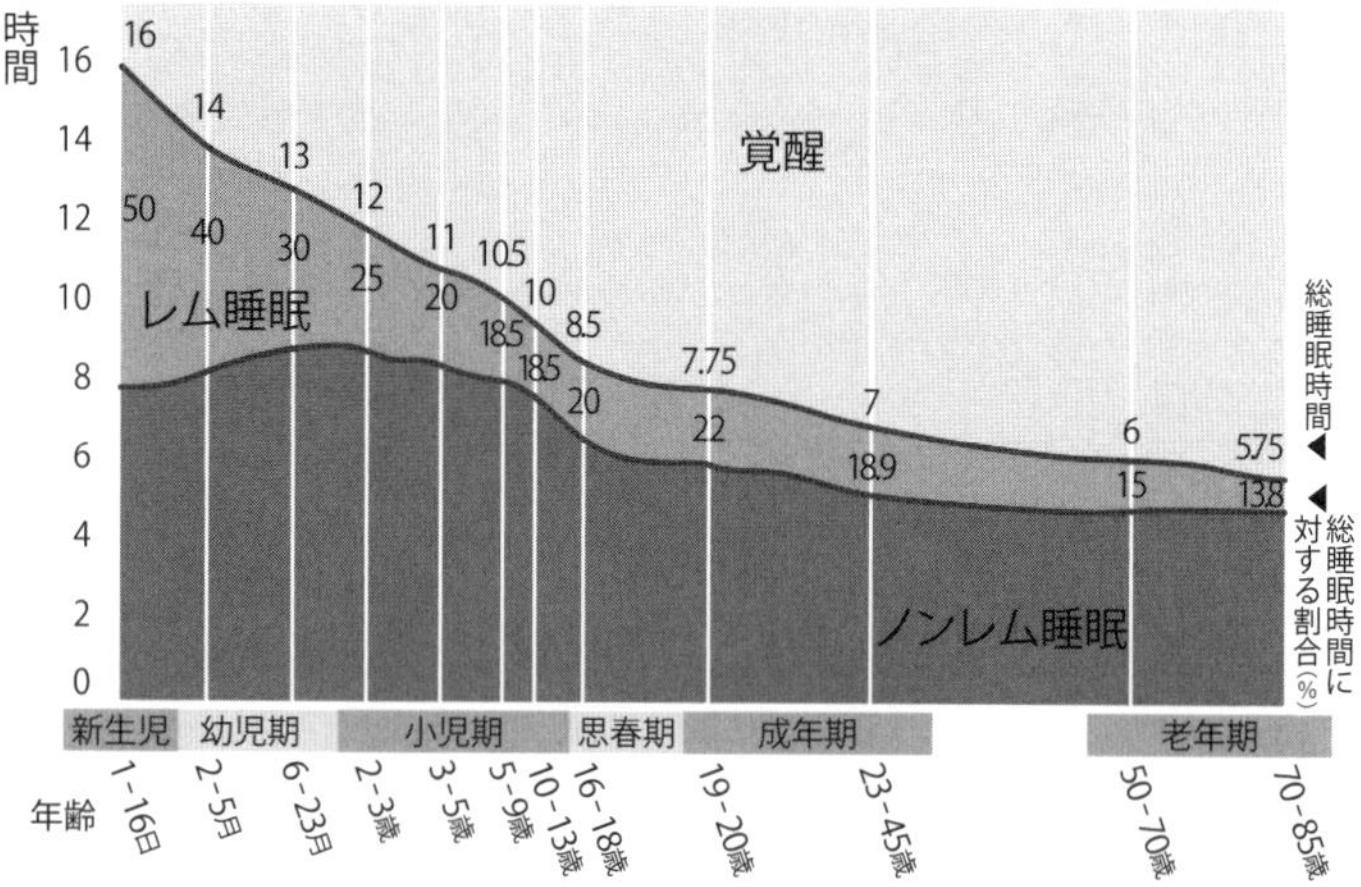

Roffwarg HP, Muzio JN, Dement WC.Ontogenetic development of the human sleep-dream cycle. *Science* 152: 604-619, 1966.

このような**加齢に伴う睡眠の生理学的な背景があることを念頭に日常生活、脳内リズムを調整することが大事になります。**

また、十分な睡眠時間を確保するとともに、「眠りの深さ」や、「すぐに眠りに入れること」（入眠）と、「すっきりと目覚めること」（覚醒）のリズムが整っているかどうかも、大きな問題になってきます。**「入眠」と「覚醒」のリズムが大事なのです。**

つまり、自分の一日のサイクルを決めているのは、睡眠の前後、「入眠」と「覚醒」なのです。「入

眠」と「覚醒」の時間をきちんと整えないと、脳内リズムが崩れます。

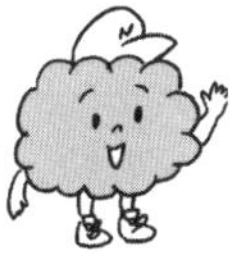

安眠のリズムを持たないと脳が壊れる

いうまでもなく、人間の体は二四時間、連続して動いています。その指令を出すのは脳です。したがって、正しく脳を休息させないと正しく働かない。それは、日常の入眠と覚醒の仕方が決め手になります。

例えば、**ストレスなどの影響で入眠や覚醒がうまくいかなかったり、睡眠時無呼吸障害などを起こしたら、脳が睡眠中に慢性的な酸素不足になって、壊れる危険性さえあります。**

たとえ脳が壊れるほどではないとしても、昼間は問題なく呼吸できているのですが、睡眠中に、のどの周囲の筋力が低下して、重力によって気道を狭めるためにいびきをかいている状態では、脳が健康的とはいえません。脳はとても適応力が高いので、睡眠中に慢性的に低酸素状態になるストレスを受けても、それが「安定した状態」だと勘違いし、「回復させなくてもいいや」と考えてしまうのです。

また、睡眠不足が恒常的になると、脳そのものが定常状態を忘れて、いまの状態が普通だと思い込まされてしまいます。このような状況を早期発見して、**速やかに安眠のリズムを回復させなければなりません。のちほど紹介するマインドフルネスといったメディテーション、食事や寝室環境の工夫などで、睡眠を整えることが大事になってきます。**

健康寿命は、もちろん睡眠時間に大きく左右されます。睡眠時間は、脳を成長させたり、リセットして回復させる、もっとも重要な時間です。赤ちゃんは毎日一五時間も寝ています。しかし人間は、成長とともにだんだん睡眠時間が短くなっていきます。人生一〇〇年時代をいきいきと暮らすためには、アメリカ睡眠財団からの報告のように、睡眠時間をもっと増やしたほうがよいでしょう。睡眠中には、記憶の整理、定着、さらには、老廃物の排泄を行って脳の健康を保っています。

さらに大事なのは睡眠の質です。質の良い睡眠が得られれば、脳に老廃物がたまり

各年代ごとの推奨睡眠時間（2015年にアメリカ睡眠財団から発表）

年齢		推奨睡眠時間	許容睡眠時間
新生児	（生後0〜3か月）	14〜17時間	11〜19時間
乳児	（4〜11か月）	12〜15時間	10〜18時間
年少の幼児	（1〜2歳）	11〜14時間	9〜16時間
年長の幼児	（3〜5歳）	10〜13時間	8〜14時間
就学児童	（6〜13歳）	9〜11時間	7〜12時間
思春期の小児	（14〜17歳）	8〜10時間	7〜11時間
青年	（18〜25歳）	**7〜9時間**	6〜11時間
壮年・中年	（26〜64歳）	**7〜9時間**	6〜10時間
高齢者	（65歳以上）	**7〜8時間**	5〜9時間

Hirschkowitz M, et al. National Sleep Foundation’s sleep time duration recommendations: methodology and results summary. Sleep Heath,1:40-43.2015

にくなるし、寝ている間にホルモンが出て、脳も体も回復するといわれています。しかし、なんらかの原因で睡眠障害を起こすと、回復能力が失われ、脳が衰えてしまうのです。

年をとったら、自ずと睡眠のリズムが変わっていきます。睡眠障害の発症率は、高齢になるほど高くなります。例を挙げると、睡眠時無呼吸症候群や、床に入ると足がむずむずして気になって寝つけないむずむず脚症候群、さらには、糖尿病や心疾患、脳梗塞などの内科的な病気でも睡眠障害を起こしやすくなります。

生涯を健康に過ごしたいと思えば、

年齢に応じて、生活行動を上手に調整しながら、脳内リズムを整えることが必要になります。

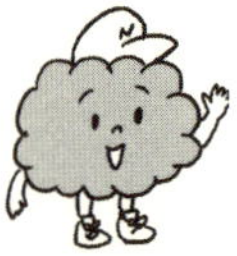

朝ごはんの美味しさで睡眠の大切さに目覚める

私が最初に「睡眠」に対する意識を深めたのは、アメリカで研究生活を送っているときです。ご存知の方も多いと思いますが、アメリカは、朝の活動開始がとても早い社会です。

ロサンゼルスの友人に誘われて一緒に早朝からプールに出かけたときのこと。朝、六時にプールに到着すると、早朝の五時頃からプールに来て、六時に泳ぎ終わった常連たちが、帰っていきました。彼らは、これから出勤します。朝早い時間にプールで顔を会わせ、帰り際に、夕方からの予定を交換し合ったりもするのです。

「彼らは毎日、どんなリズムで生活をしているんだろう?」

と、いつも不思議に思っていました。

また、外気がマイナス四〇度ほどに達する真冬のある日、私は勤めていた研究所で徹夜となり、午前五時頃まで研究をしていたことがありました。すると隣室から音が聞こえてきて、見ると女性秘書が働き始めていました。彼女は毎日、その時間から働き始め、午後二時に帰っていったのです。

当初は「パートタイマーなのか」と思っていましたが、そうではなく、始動がとても早いのです。つまり、労働時間は同僚たちと変わらない早朝からの時差出勤だったのです。

私がアメリカに渡ったのは一九九五年ですが、当時からアメリカではもう、直接顔をつき合わせなければならないとき以外は、会議は開かれませんでした。ほとんどメールのやり取りですませます。

まだ慣れていない私は物足りなさを感じながら「これでいいのだろうか」と思いながらも、メール文化の弊害、つまりそれが欧米人に比べて、コミュニケーション障害の日本人を一層、コミュ障にすると確信したのは、しばらくたってからのことでした。

欧米人は、朝昼夕と年齢差、上下関係を問わず、かなりフランクに会話します。ところが、日本人は、見えない壁や序列を意識しすぎて普段から組織の中ではフランクに会話できないことがほとんどです。このために、メール文化の弊害が出やすいと感じています。

アメリカの朝型社会の中にいるにもかかわらず、私自身は夜中の二時ぐらいまで勉強する生活を続けていたため、夜型生活になっていました。仕事がたまっているので寝るのが恐く、「いま、やれるだけやらなければ……」という強迫観念にとらわれていました。

しかし、朝型生活で結果を出す同僚を見て、その後、思いきって就寝時間を変えることにしました。それまで深夜の二時か三時だった就寝時間を、夜一一時くらいに早め、睡眠時間をしっかり確保することにしたのです。

すると「睡眠ってすごいな」ということを実感しました。

最初に気づいたのは、「朝ごはんって、こんなに美味しかったのか！」ということです。寝起きの状態では、脳は「美味しい」と認識しないのです。**朝ごはんを美味しいと感**

じるためには、脳が覚醒していなければなりません。なぜなら、脳が覚醒していないときは、味覚がまだ鈍感だからです。

また、それまで少し太り気味だったのですが、早めに寝るようにしたら、三か月ほどで体重が八キロ減りました。食生活のリズムが変わったからです。よく「ダイエットの大敵は、食べすぎと不規則な食事時間」だといわれます。とくに夜遅く食事を摂ると脂肪がたまるので、必然的に太ります。

しかし早い時間に寝るとなると、晩ごはんも早めにすませます。その結果、空腹な状態で朝が迎えられるようになり、ますます朝ごはんが美味しく感じられるようになって、日中の活動も活発になり、運動効果も増してきたというわけです。

じつは私は、睡眠のキーポイントは「朝の覚醒を上げるために空腹な状態で起きること」だと考えています。朝ごはんを美味しく食べられるように、逆に脳が「食べたい」と思うように暮らさなければいけません。**「朝ごはんを食べたくない」ということは、脳が不健康な状態にあるということのサインだと思います。**

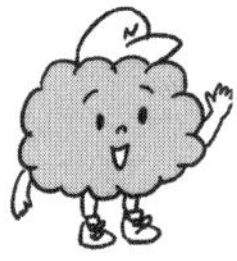

睡眠を変えて「行き当たりばったり思考」が消える

さらに、昼間頭が冴えている時間が長くなり、仕事がはかどるようになりました。それまでは、昼間の眠気のために仕事がはかどらず、徐々に夜型生活になっていたことに気がつきました。

ともあれ、私はこんなふうに、睡眠時間を早めるだけで、生活サイクルが完全に変わっていきました。**脳がクリアになれば、今日一日のプランが明確になり、スケジュールがきっちりと立てられます。それまで瞬間的にすぎなかった集中力が持続するようになり、「行き当たりばったり思考」が少なくなるので、仕事上の失敗も減ってきます。**

しかし、朝、脳が覚醒していないと、結局、午後にならないとエンジンがかかりません。間に昼食をはさむと、また眠くなります。「さあ、始めよう」というスイッチが入りにくいのです。

じつはこの**「朝型か、夜型か」が、将来、認知症になるか、ならないかの大きな分**

かれ目にもなります。とくに時間が自由に使える定年後は、どうしても生活のリズムが不規則になります。

朝、ダラダラしていたら、朝ごはんの美味しさは感じられない。たいしてお腹もすいていないのに、惰性で昼ごはんを食べて、午後、ちょっと散歩をするだけ。あまり体を動かしていないから、夕ごはんもそれほど美味しくない。夜もなかなか寝つけず、深い眠りを得られない。毎日、そんな生活をしていたら、認知症リスクが大きくなるのです。

年をとると眠れなくなるのは、日中の運動量が少ないことも関係しています。何をするのも面倒になって、あまり活動しなくなってしまう。だから体が疲れず、眠くならないのです。

また、行動しなくなると、次第に目から脳の視覚系に情報が入らなくなり、その結果、サーカディアンリズムに狂いが生じて、睡眠と生活のサイクルにズレが生じてくることもあります。

しかし、日中に十分活動している人は、夜、ぐっすり眠っています。**事実、農家や漁業に携わる人で、睡眠障害を起こしている例は、聞いたことがありません。**

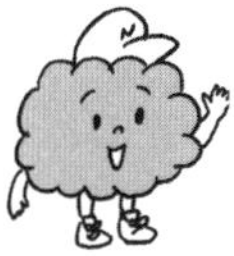

新しい「睡眠常識」が明らかになってきた

二〇一七年のノーベル医学生理学賞は、「体内時計を制御する分子メカニズムの発見」をした三人に贈られましたが、睡眠学の分野では次々と新しい睡眠常識が証明されています。

その最大のものは、**「昼間の神経細胞の活動の強度は、睡眠の質に大きく左右される」**ということです。いままでにも唱えられていたことですが、改めて科学的に証明されたのです。

脳には「ニューロン」という神経細胞がありますが、その「電位変化」が、睡眠が不足したり、不規則だと小さくなってしまうのです。ところが、十分睡眠をとっていると、電位変化が大きくなります。つまり、神経細胞の活動に睡眠が大きく影響しているということです。

ごく簡単に説明すると、ニューロンの電位変化が小さいと、何度も繰り返さないと細胞に信号が伝わっていかないのですが、大きな電位変化であれば一度で伝わるということです。

つまり、**脳に情報が正確に伝わるためには、きちんと睡眠をとって、しっかり脳が覚醒している状態が不可欠なのです。**反対に、睡眠を十分とらずに、闇雲に勉強しても成績は上がらないということです。

これに関しては、最近このメカニズムが改めて証明され、国際的なアルツハイマー病関連の学会、ADHD（注意欠陥多動性障害）の国際学会、発達障害の学会などで、睡眠障害との関連性が報告がされています。

しかも**「睡眠時間は七時間以上、九時間以内がベスト」**ということも明らかになってきました。

例えば、「睡眠時間が六時間以下だと、うつ病発症の可能性が四〇％」という統計報告があります。反対に九時間以上眠る「過睡眠」の場合は、四七％、約二人に一人がうつ病発症につながりやすいとされています。**睡眠時間は短くても長くてもいけない、ということです。**

いま、大人も子どもも「ひきこもり」が社会問題になっていますが、この背景には、睡眠障害の問題もあるのではないかと思います。ゲーム依存で昼夜逆転の生活、昼間寝すぎて朝起きず、不登校を繰り返す中で、「うつ」の症状がどんどん深刻化していきます。実際に診察していると、私はそれを肌で感じます。

一方で、「睡眠過多や睡眠不足を含む睡眠障害は、うつの根本的な原因ではない」という意見も残っていますが、ＡＤＨＤなどの場合は、学習困難↓睡眠障害↓「うつ」という形で進んでいくケースが多いので、やはり睡眠障害は大きな要因になると確信しています。早朝の覚醒が悪く、午前中の活動量が少ないのもＡＤＨＤの特徴です。

ちなみに「うつ」は症状のひとつです。**「うつ」や睡眠障害自体が病気なのではなく、相互に関係し合っていることが問題なのです。**症状だけを見ると、「気分がすぐれない」「朝起きられない」や「精神的不安」などですが、単独の症状を呈するのではなく、多面性があるのが特徴です。

「うつ」の症状が見え、そこに睡眠障害があって、よくよく観察すると感情の起伏が激しい「気分障害」や不安神経症を合併したりしています。

「気分障害」とは、嫌悪感が強かったり、アンニュイ（ゆううつ）な気分に支配され続けたり、寂寥《せきりょう》感を覚えたりする症状です。幸福感が少なくなります。

こういったものが積み重なって、症状が表れます。以前は「精神障害」に分類されていたものですが、決して〝心〟の病気ではありません。**睡眠障害が引き金になって脳内のホルモンのバランスが崩れたり、脳の活動が低下するために、そういう症状が表れることが多いのです。**

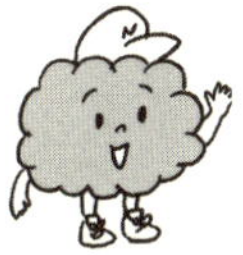

七時間以上、九時間以下の睡眠がベストの理由

では、なぜ七時間未満の睡眠時間ではいけないのでしょうか。

脳のシステムによって睡眠時間が長くなったり短くなったりすることがありますが、**短い睡眠時間で生活をしていると、人間も動物も、行動パターンが変わってくるのです。**

マウスの実験例があります。マウスを二日間寝かさず、オスとメスを同居させたら、最初はオスがメスを追いかけていました。

そして次に、メスだけを二四時間寝かさないでおいたら、寝ていないメスがオスを追いかけるようになりました。性行動が異常になるのです。

反対に、オスのほうを寝かせないと、オスがメスに興味を示さなくなります。睡眠の質が悪いと、日常行動を狂わせていくということです。

短時間睡眠は、がんなどを発症するリスクが高くなるという報告もあります。

一九八〇年から二〇一五年まで、約七万人を対象にした研究結果では、とくに年老いた人の睡眠と生命予後の関係を調べると、乳がんなどの生存率に影響するとされています。原因は正確には解明されていませんが、睡眠障害を起こすと、睡眠ホルモンといわれる「メラトニン」が分泌されないからです。乳がんは女性ホルモンの一種である「エストロゲン」の過剰分泌と大きく関係していて、このメラトニンが、エストロゲンの分泌を抑制するというのですが、睡眠障害だと、この〝抗がん作用〟が低下するのです。

また、睡眠時間は遺伝子にも影響を及ぼすようです。アメリカで一卵性双生児を比較した実験がありますが、そこでは「睡眠時間が遺伝率に関係する確率が三四％ある」という結果が出ました。

これはとくに、肥満遺伝子の場合に顕著です。親の睡眠時間が短いと、親が持つ肥満遺伝子が子どもに受け継がれ、子どもも肥満になる確率が高いそうです。**きちんと寝ることが、肥満に対する遺伝的な要因を減らすと考えられています。**

このように、睡眠時間は短すぎても長すぎても脳内リズムを壊しやすいのです。しかし、どうしても夜、眠れない、あるいは快適な睡眠が得られないという方もいるでしょう。

そんな方には、昼寝をおすすめします。昼寝をする子としない子では、明らかにする子のほうがＩＱが高いという研究報告もあります。**昼寝をするとニューロン活動が活発になり、その後に脳の神経細胞の活動が高まりやすいからです。**

ただし、大人の場合は、とくに寝すぎは禁物。長時間の昼寝は夜の睡眠を浅くするので、昼寝をするなら、やはり三〇分以内にしておくこと。三〇分以上だと「もっと寝たい」と欲し、結果的に寝すぎてしまいます。とくに二時間以上、昼寝をしてしまうと、今度は、夜に眠れなくなってしまいます。

また、午後四時以降に寝ると、夜の熟睡の妨げになるという報告もあります。

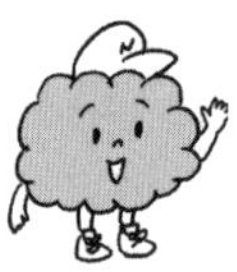

「脳番地シフト」のスイッチをつくる

じつは私には、まだまだやりたいことがあります。できるだけ長生きして、脳科学の発展を見届けたいという願望です。そのためには、できれば一〇〇歳まで生きていたい。そこで、祖父の生活スタイルを参考にしています。

祖父は、夜八時には、寝床に入っていました。私は、現在の一一時就寝をさらに前倒しして、もっと早く床につこうとしています。それでも、一週間、毎日一一時に寝るというわけにはいきません。どうしても仕事が忙しいため、寝るのが夜一二時過ぎになることがあります。そうすると「持続力」が弱まり、物事にあれこれと気配りができず、結果、準備不足になりやすくなる。翌日の仕事にてきめんに響いてくるのです。

睡眠が不足すると、自ずと脳が活性化する部分が狭まります。すると注意不足に陥り、不注意からケアレスミスを引き起こし、結果、自分自身の機嫌が悪くなるという悪循環が生ずるのです。

睡眠不足と風邪のかかりやすさ

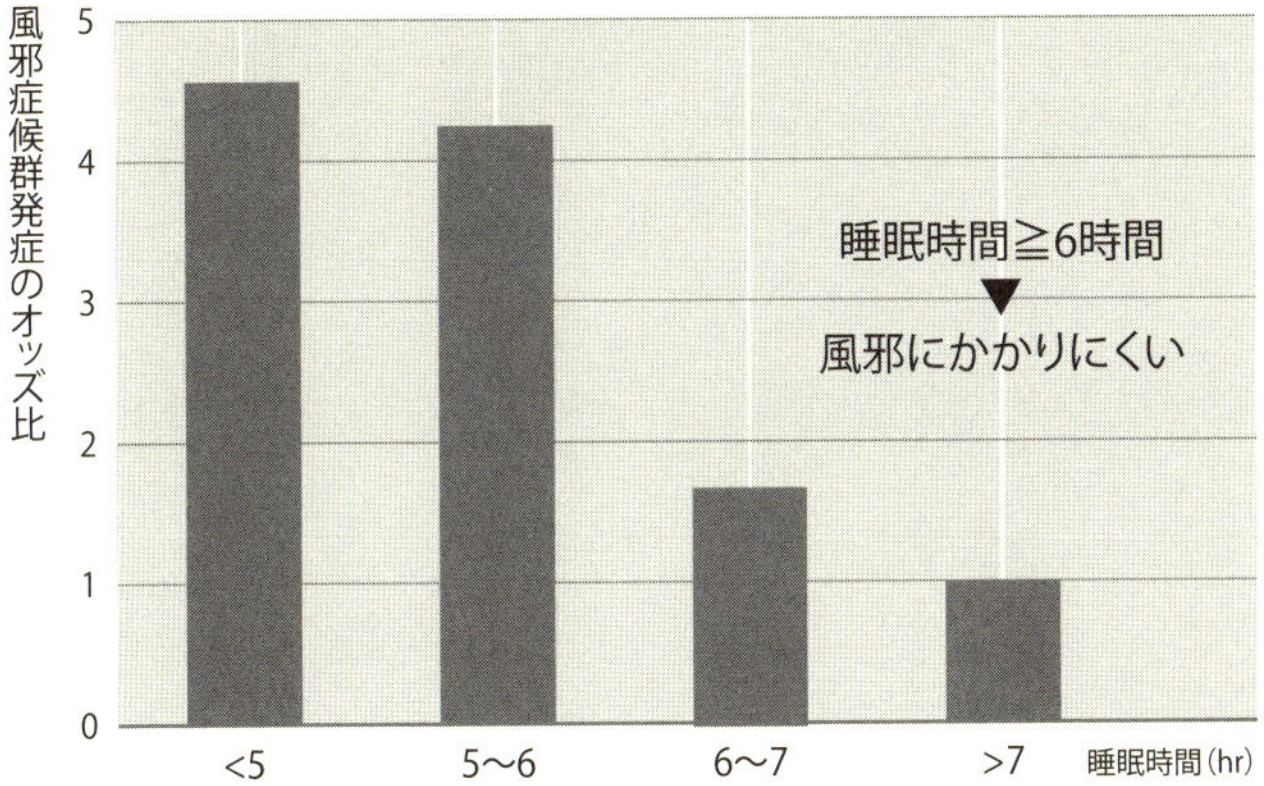

健康な成人ボランティア164人（18〜55歳）を対象にライノウイルス39型を点鼻したあとに、7日間連続アクチグラフィで睡眠時間を測定し、風邪症候群の発症と関連を調査

Prather AA, et al. Behaviorally Assessed Sleep and Susceptibility to the Common Cold. 2015 Sep 1;38 (9) :1353-9.

「寝たほうが免疫力が上がる」ことは、さまざまなデータから裏付けられています。

アメリカの医師・Pratherらは、六時間以上寝ている人は、それ以下の睡眠不足の人に比べて、四倍も風邪をひきにくいと報告しています。

また、「閉塞性睡眠時無呼吸」（OSA）は、高いがん発生率を招き、腫瘍の進行度が速く、がんの死亡率も高いと報告されています。さらに、免疫力に関係して感染症も重症になりやすいことが指摘されています。

人間には「T細胞」というものがあります。血液中を流れている白血球のうち「リンパ球」と呼ばれる細胞の一種で、体を異物から守る機構（免疫応答）の司令塔ともいうべき大切な細胞集団です。

これにもいろいろ種類がありますが、**異物を見つけて破壊する「細胞傷害性T細胞」は、安眠を得られると活性が増大する**のです。実際に、乳がんの末期患者でも短時間睡眠の患者に比べて、「寝られる人は生存率が高い」という報告があります。**がんになっても、良い睡眠がとれれば生命予後が長い。しっかり寝れば免疫効果が上がるのです。**

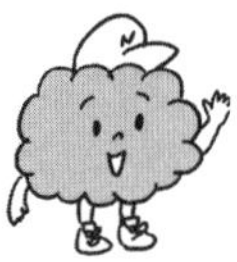

なぜ「サーカディアンリズム」が大事なのか

「入眠」と「起床」のサイクルが、なぜ大事になるのでしょうか。それは、人間の生命活動リズムが太陽と地球のサイクルに強く影響されているからです。

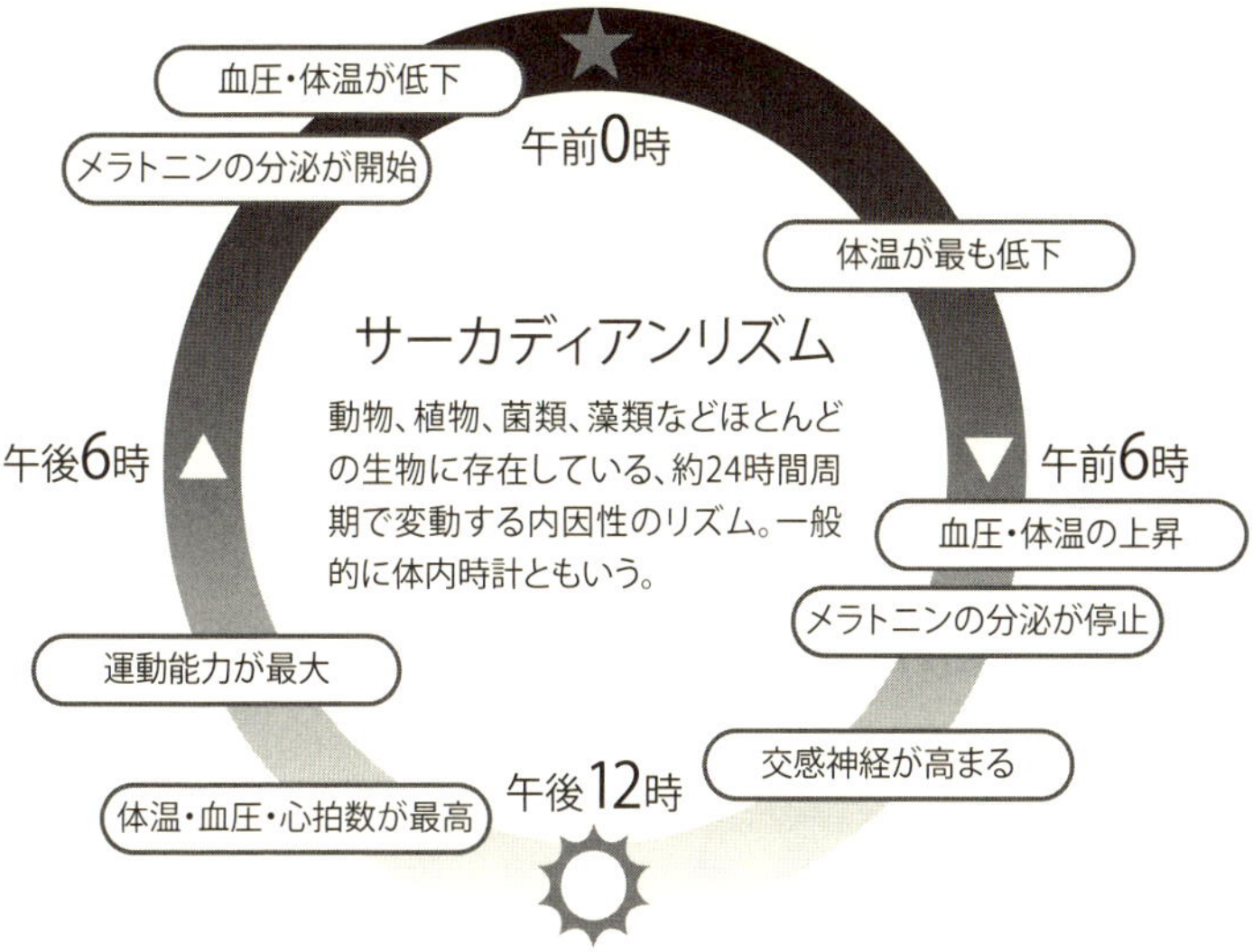

地球のサイクルは、太陽が当たっているときと、当たっていないときの二つしかありません。古来、人間は太陽がのぼっているときに活動し、沈んでいるときに休むというサイクルで生活していました。

文明の発達とともに、人間は太陽の働きを無視して、生活するようになりました。しかし、DNAに組み込まれた生活リズムは変わっていないのです。

太陽のサイクルに基づいた「体内時計」を無視すればするほど、人間活動のリズムが変調をきたしていくのです。これは脳内リズムが崩れているために起こります。

その典型が昼夜逆転のシフト作業労働です。現代は昔と比べて、驚くほど夜間の仕事が増えました。飲食業や運搬業だけでなく、ＩＴ企業や金融業などは夜中勤務が当たり前になっています。これでは、人間が本来、持っているサーカディアンリズムが狂っていきます。

人間の文明が発展しても、体を取り巻く環境がつくり出すリズムから生体が完全に離れることはできないので、いろいろな問題が起こってきます。疫学的データは、シフト労働者が心臓血管疾患および乳がんのリスクが高いことを示しています。

私は、生命体が生まれ、地球が繁栄したのは、太陽と月の周期の恩恵だと考えています。したがって、**人間活動のサイクルを太陽の周期に戻せば、必然的に生命力が戻り、より寿命が延びることになるという、単純な仮説が成り立ちます。**

逆に、そこから離れれば離れるほど、生命は短くなります。生命の根幹となる心臓や内臓の働きは、脳がつかさどっているからです。

サーカディアンリズムと生体リズムの関係は、まだ厳密に解明されているとはいえません。したがって睡眠に関しては、一種の仮説に基づくしかないのですが、**睡眠サ**

イクルが狂うと、脳だけでなく精神的な病気が増えることは明らかです。また、就学前の健康な子どもたちが、就寝時間が約二時間遅れたり、一日の睡眠時間が三時間減っただけで、徐々に食事の摂取量が増加し、体重増加が促進され肥満のリスクが高まることも示唆されています。

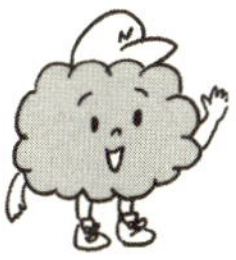

睡眠不足は、日中の覚醒障害を引き起こしている

睡眠不足によって、日中の活動がさまざまな形で影響を受けます。落ち着きがない、成績が上がらない、ミスをする、職場で仕事がうまくいかないという現象が多くなり、それが大きな悩みにつながっていくこともわかってきました。

不思議なことに、原因は睡眠不足なのに、能力不足だと自分でさらに悩んで苦悩の深みにはまっていく人があとを絶たないことです。

また、睡眠障害が、大人のＡＤＨＤ、「うつ」、気分障害、物質依存、アルコールや特定のドリンク依存、ドラッグ依存、ギャンブル依存などとリンクしていることも明らかになりつつあります。

睡眠障害の問題点は、日中の「覚醒障害」が起こることです。「目が覚めているのに脳が覚醒しないこと」が問題なのです。

例えば、「明らかに眠いわけではないけれど、頭がすっきりしない」という経験をしたことがあるでしょう。そこで、気づくと貧乏ゆすりをしたり、爪を噛んだりしていた経験がある人も多いはずです。または、無性にギャンブルをしたくなったり、性欲が亢進して風俗店に行きたくなったりすることもあるかもしれません。延々と時を忘れてスマホゲームにはまっている状態も、実際は覚醒障害が起こっている可能性があります。

無意識に脳をなんとか刺激する行動をとることで、脳を覚醒させようとするのです。**刺激を与えれば、脳は一時的に覚醒します。しかしそれは、不健康な欲求でしかありません。**

また覚醒障害があると、不健康な行動や食生活にもつながります。深夜に疲れ果て

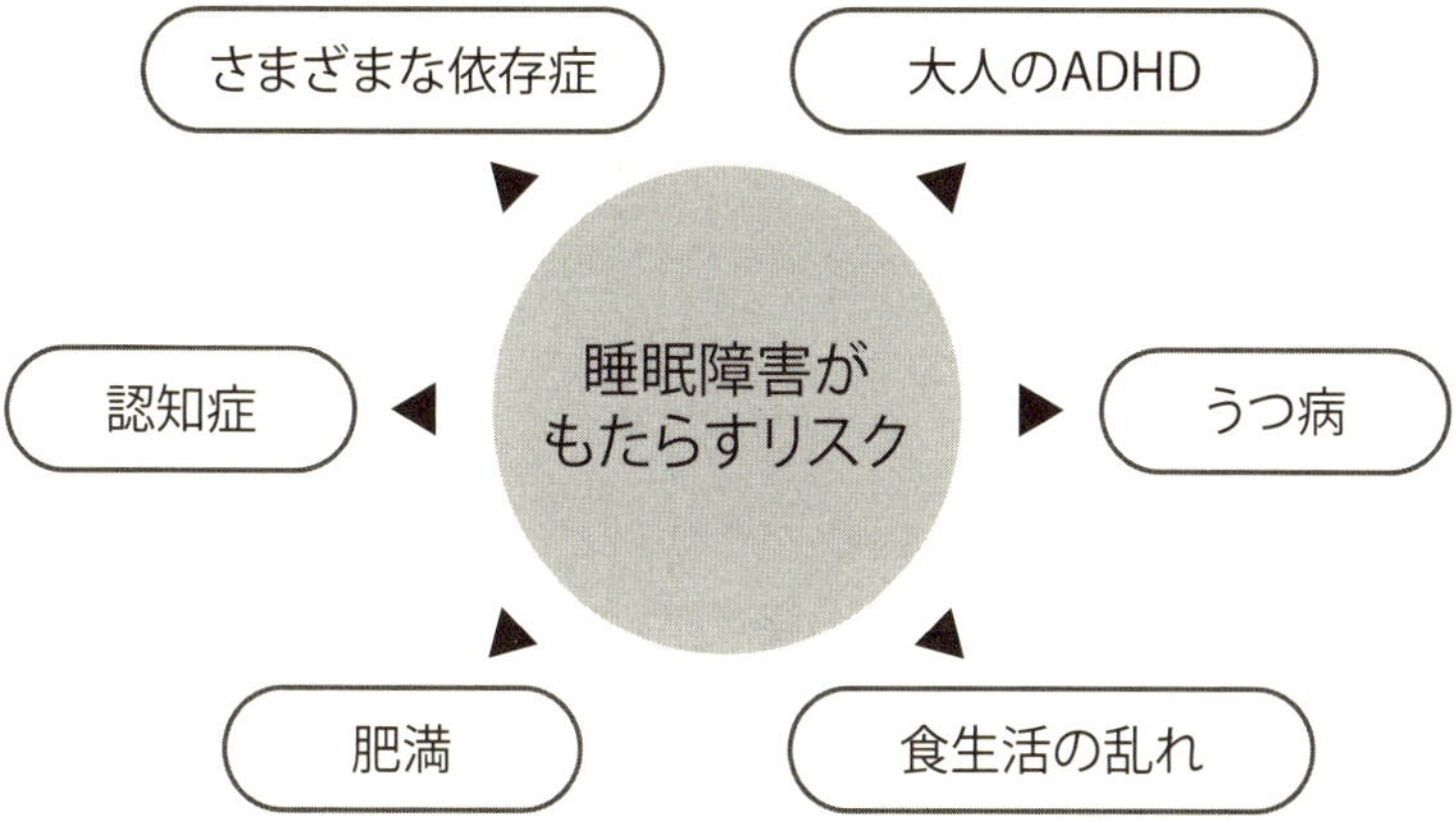

て帰宅した途端、たまらなく食欲が亢進した経験はないでしょうか。本当はお腹が減っていないのに、無性に食べたくなる。我慢できずにむぼり食っても、なかなか満腹にならない。

「お腹がすいた」という欲求に逆らえないのです。その欲求を止められないのも、覚醒が低いからです。**脳が覚醒していないと、「危機管理意識」がなくなります。つまり脳が〝さぼっている〟状態なのですが、それを自覚できないでいるのです。**

とはいえ、受験を控えていたり、深夜勤務のシフトに組み込まれていると、睡眠サイクルを変えるのは難しいのも事実です。

しかし、深夜勤務は仕方ないとしても、受

験勉強を夜間に中断するのが怖いという場合は、また問題です。**「怖い」と感じること**
こそが、「脳のマンネリ化」なのです。簡単にいえば、「変えたくない」「変えたら怖い」
というマインドコントロールをされているということです。自分自身の脳の習慣を捨
てきれないのです。

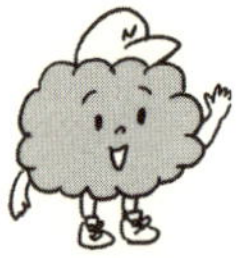

「睡眠のゴールデンタイム」を大事にしよう

人は何時に寝るのがベストなのでしょうか。「睡眠のゴールデンタイム」のことは前述しました。人間は夜の九時頃から、「睡眠ホルモン」と呼ばれる「メラトニン」の分泌が盛んになります。そして一〇時くらいから「成長ホルモン」が上がり始め、一一時くらいから腸管の運動機能が低下します。したがって、多くのレストランが一一時には閉店しているのは理にかなっているのです。

睡眠時におけるホルモンリズム

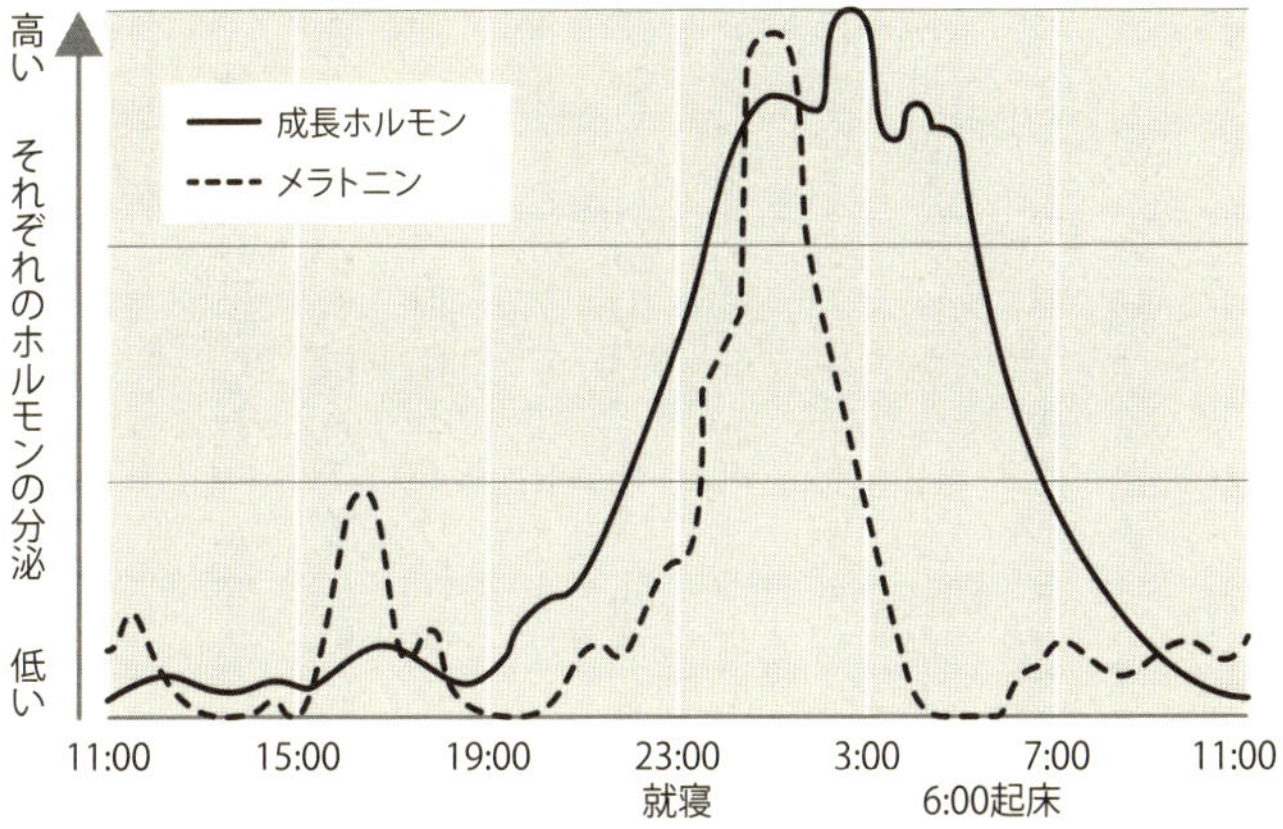

つまり、九時から寝る準備を始めて、ホルモン分泌が低下する午前三時までが勝負なのです。この時間帯に分泌されるホルモンには肉体の修復作用があります。つまり、**睡眠は「脳の活動が止まっている」状態ではないこと、単純に〝休む〟時間ではないということが、現代医学によってわかってきたのです。**

この脳内リズムに逆らって、睡眠のゴールデンタイムに起きていたりすると、体内時計が狂ってきます。

体内時計は、いまは自分の中のホルモンや脳活動を使って、体を健全に維持するための命令を発する役割を担いますが、その機能が低下してしまうのです。

この結果がうつ病のリスクをどんどん高めます。繰り返しますが、うつ病と睡眠障害は密接に関係しています。

では、体内時計をリセットするには、どうしたらよいのでしょう。日中に外に出て運動することがいちばんです。外に出て光を浴びれば、視覚系脳番地が活性化します。すると、夜、よく眠れるようになります。

日光照射量の少ない北欧などでは、うつ症状改善の目的で光療法を行います。睡眠障害が緩和されるので、うつ症状も改善されます。

反対に、日光の照射が低くなると、確実に睡眠の質が低下します。日が当たらないような住まいで室内生活を余儀なくされると、どうしても日光の照射が足りません。

そこで、あえて光を入れる治療法があります。これは太陽の光ではなく、ライトの光を見るだけ。でもそれで睡眠障害が回復するといわれています。

つまり、夜、熟睡するためには、昼間、活動して光を浴びることが大事。そして、夜ぐっすり眠れれば、日中を元気に過ごせる。**夜のために昼が大事、昼のために夜が大事、という相関関係なのです。**

睡眠障害はホルモン異常を引き起こす

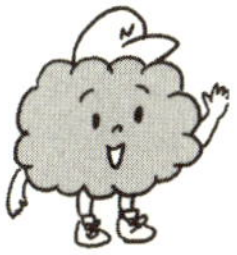

睡眠障害が、どのように脳に影響してくるのでしょうか。顕著なのは「行動異常」です。簡単にいうと、起きている時間と寝る時間が変わるだけで、行動パターンが変わるということです。

「みんなが起きているときに、自分は寝ている」「みんなが寝ているときに自分は働いている」という具合に、自然のリズムに逆らう生活が、行動異常を起こします。

例えば食事の時間を考えてみましょう。周囲の人と異なり、深夜にごはんが食べたくなるというのは、明らかな行動異常です。すると世界が変化します。興味の持ち方も、会話の内容も、見るテレビも、聴くラジオも違ってきます。入ってくる情報もまったく異なってきます。

これがエスカレートすると、ホルモン異常を引き起こします。

睡眠状態は、肥満や体重増加を抑制する食欲調節ホルモンのレプチンや胃で産生されるペプチドホルモンであるグレリンの値の変化にも影響を与えます。グレリンは「視床下部」に作用して、食欲を増進させる作用があります。

人間の生体では、視床下部から「下垂体」につながる経路で、ホルモン系と神経系の二系統のコントロールをしています。視床下部でホルモンがつくられ、それが下垂体に入り、そこで甲状腺ホルモンや性ホルモンなどを分泌調整しています。

ちなみに**視床下部は小指大ぐらいの大きさで、ここは「睡眠をつかさどる中枢」と呼ばれていますが、脳幹にある脳幹網様体も、睡眠と深くかかわっています。**脳幹網様体は、脳幹内にある神経線維が網目状となった神経系で、脳幹を形成する「中脳」「橋」「延髄《えんずい》」を結ぶネットワークです。筋を緊張させたり、運動のバランスをつかさどり、意識レベルをアップさせ、維持する助けをしていると考えられています。

また、中枢神経ペプチドであるコルチコトロピン放出ホルモン（ＣＲＨ）は、視床下部でつくられ、下垂体から副腎皮質刺激ホルモン（ＡＴＣＨ）を分泌させるストレスに対する体液および行動の適応を調節する重要なホルモンとされています。ＡＣＴＨによって副腎皮質からグルココルチコイドが分泌されることで、うつ症状が軽減されることがわかっています。

このように、睡眠障害は、脳と体のホルモンやペプチドの産生に影響を与える重要な因子なのです。

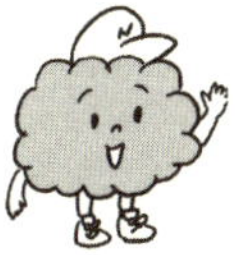

睡眠障害には、男女の違いがある

また、ひと口に睡眠障害といっても、男女の間には違いが見られます。女性の睡眠障害は男性の一・三倍。つまり男性に比べて女性のほうが、三〇%ほど、睡眠障害を起こしやすい人が多いという現状があります。そのせいでしょうか、うつ病の割合も女性の率が高いのです。

これにはホルモンも関係しています。「エストロゲン」という女性ホルモンがありますが、これにも何種類かあり、「エストラジオール」が代表的。これは男性にもありますが、男性の場合は二〇~六〇pｓ／W。この値はいつも安定していて六〇以上にはなりません。女性と違って生理周期がないからです。

ところが女性は、生理周期に伴って、排卵のとき、数日ごとにエストラジオールの値が大幅に変動します。しかも、四〇代後半から五〇代に閉経期を迎えると、このエストラジオールは二〇以下と、男性よりも低くなったりします。

じつはこのエストラジオールという女性ホルモンが、睡眠と密接な関係があるのです。この値はある程度高い値で分泌されていると、よく眠れるようになります。

反対に、この値が下がってくると睡眠障害を起こすのです。したがって、**女性が閉経後に睡眠障害を訴えるのは、エストラジオールの低下が原因だといわれています。**また、夜更かしを繰り返したりすると、エストラジオールが減衰してくるということもわかっています。

数あるホルモンの中でも、とくに性ホルモンは、これほどドラマチックな動きをします。しかも、生理周期がある女性のほうが、男性より波が大きいのです。

女性の場合は閉経前後から不安定になりますが、かといって完全に閉経したからといって、うつ症状や睡眠障害が改善されるということではありません。

しかも、もともとうつ症状や睡眠障害の傾向があった女性が、閉経によってさらに悪化するケースもあります。実際に、若い頃に発達障害や不登校だったり、情緒不安定だった女子が四〇代以降になって、再びその傾向になることもあります。

さらに、睡眠障害は認知症の発症率を高くすることがわかってきました。しかも、**認知症の人が睡眠障害まで起こすと、症状がさらに進むといわれます。睡眠障害は、認知症の大きな背景になっているのです。**

加えて、睡眠障害は血圧にも影響を与えます。**よく寝る人は血圧が下がりますが、不眠症が続くと高血圧になります。疲れやすくなったり、キレやすくなるのも、その影響が出ている場合もあります。**

男性の場合には、肥満や、睡眠時無呼吸症候群、そのほかの神経障害の原因になります。睡眠障害では呼吸が閉塞しやすく、苦しいので睡眠が妨げられ、眠りが浅くなったりします。

また、**睡眠障害は肥満につながるだけでなく、肥満の人は睡眠障害になりやすいということも事実です。**

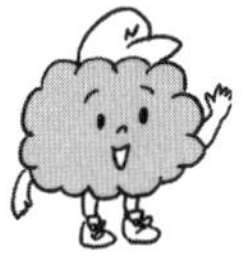

誰にでもできる、週五〇時間の睡眠貯金から始めよう

日頃、何もせずにボーっとしていても、脳の疲れはとれません。これは脳が〝怠けている〃だけ。**脳を怠けさせることと、休息させることは違うのです。**脳を休ませる最高の手段は眠ることです。つまり「睡眠は最高の脳の接待」すなわち、脳への処方箋であるといえます。

具体的な「接待」の方法としてはまず、誰にでもできることから始めてみましょう。**まず、今日からやるべきは夜一〇時までに寝てみることです。**普段、夜中の一時頃に眠っている人が夜九時台に眠る習慣を身につければ、昼間の脳に活気を取り戻すことができるでしょう。真夜中になって寝る、脳に染みついたクセをとっていきましょう。

夜一〇時までに眠れるようになったら、朝六時までに起きて外に出て、朝日を浴びることです。夕方は、夕日、夜は月や星を見て、一日の終わりと始まりのメリハリ体験を毎日することです。こうした一日の生活習慣は、人の体内時計の機能や生体リズム調整に影響を与えます。

このように、**九時～六時の「早寝早起き」が理想ですが、それが無理なら、最低、一週間に五〇時間の睡眠は確保してほしいものです。**月曜日から土曜日まで毎日七時間、日曜日はちょっとだけ余計に八時間。これで五〇時間です。

この数字を基にして、できれば「睡眠貯金」を考えていただきたいと思います。ウイークデイにどうしても十分な睡眠時間を確保できなければ、休日にマイナス分を埋めること。一週間内で差し引きゼロに戻すようにすれば、極端な睡眠障害は防ぐことができます。

私は、外来で訪れる人に、一週間単位で睡眠時間を記録してもらっています。すると、週の中に「二時間半」とか「三時間半」とか記入された日が見つかります。たいてい、疲れ切った表情をしています。

ある男性のケースでは、帰宅後、子どもが寝たあとに、会社の仕事をするのがクセになっていました。深夜の二時まで仕事、朝六時起床ということなので、毎日の睡眠時間は四時間。どこかでうたた寝する時間をつくってカバーしているといいますが、それでも不足しています。熟睡している時間は少ないので、脳が壊れやすくなります。

そういう人の問題点は、睡眠時間の長短より「脳がスッキリしない時間」が長いことにあります。熟睡できず半覚醒のまま起きている状態なので、それによって疲労感が増してしまいます。ノンレム睡眠のステージが1、2と浅く短いために、中途半端に脳が働いて、活動をしているからです。

私が以前、救急医療の現場にいたときが、まさにそういう状態でした。そんなとき**脳は、そのストレスを解消するため、「自分を目覚めさせる」行動に出ます。**例えば、無意識のうちに横にあるお菓子を食べる。食べたいわけではありません。なんとなく食べさせられている状態。目の前に置いてあるので、無意識のうちに食べ続け、いつの間にか、ぶくぶく太ってしまいました。

こういう状態に陥ると、客観的な思考が停止します。いま体を動かしていること以外のことはほぼ考えられず、大局的な考えを持てなくなってしまうのです。目先のことしか頭に入らない、「これから先」のことなど、考えようともしなくなっていくのです。

だからこそ私は、その現場を離れたことを機会に、思い切って早寝早起きに切り替えたのですが、すると覚醒している時間にやるべきことが明確になって、頭もスッキリと冴えてきました。

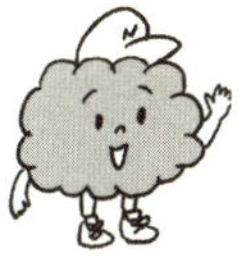

良質な睡眠を得るために

私は幼少の頃より、睡眠にこだわりがあったため、いろいろな睡眠グッズを試してきました。「高枕がいい」ということを聞いて、使ったこともあります。でも、それで首筋を痛めてしまい、いまは比較的平らな枕を愛用しています。

快眠を得るための方法や睡眠グッズにはいろいろありますが、自分の経験からいえることはあります。それは**「寝方」が大事だということ。寝るときには、体の緊張を緩めるような工夫をするということです。**

私は、睡眠は脳を休ませるだけでなく、「筋肉を弛緩させる」時間帯だと考えています。筋肉を緩めることは重要です。いかに自分の体の筋肉を緩めるかが、快眠につながってきます。

例えば、パジャマは体を締めつけないゆったりとしたものを選ぶようにすること、あるいはやわらかい素材のものを選ぶようにしています。体を強く締めつけるパジャマだと、リンパ系の流れを阻害するという説もあります。

そして、**寝る前には体の筋肉をほぐしておくことも大事です。**例えば運動直後で、筋肉が緊張したまま床についても、中途で覚醒してしまいます。体が熱を持っているので、そのために途中で起きてしまうこともあります。

そこで、寝る前はリラックスして、必ず体の緊張をほぐすようにしています。音楽を聴いて頭を休めるのも有効的です。それが筋肉に伝わって、緊張が解ける場合もあります。

あるいは、寝る前に体をやわらかくするため、軽い柔軟体操をするのもいいでしょう。とくに足や腰が痛い場合は、よくもむなどして、痛みを取り除くこと。痛みは睡眠障害の基になります。

そして寝るときは、ここ数年、ずっとアイマスクを着用しています。**昼間の光は人間の強い味方ですが、夜の光は、安眠の敵になるのです。**

光が入ってくると、脳は半覚醒状態のままに置かれます。休まらないし、起きたときにしっかり脳が目覚めないのです。しかし都会では、必ず何かの光が漏れてきて、完全に光を遮断するのは難しい。ですから私は、アイマスクを愛用することにしました。

そして朝起きたら、まず体重を測ります。私は五〇〇グラム単位で体重管理をしていて、もし増えていたら、その日の食事を減らしたりしてコントロールしています。その後、ラジオ体操の第一と第二の体操をして、寝ている間に固まった筋肉をほぐすようにしています。人間の体は睡眠中に弛緩と緊張を繰り返すのです。

よく、公園などに集まってラジオ体操をする光景を目にしますが、これはとてもいいことだと思います。毎日行うことで、体の柔軟度の変化や、不調をチェックすることができるからです。こうした**「気づき」の機会をつくることが、一日のリズムをよくしていくことにつながります。**

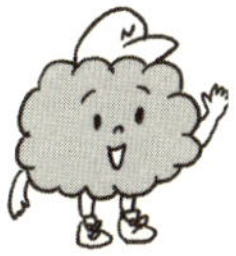

「悩み」を翌日に持ち越さない

私は、何か問題を解決しなければならない場合、就寝前の五分か一〇分間の間に、「今日の出来事」を整理して、問題点を一つに絞ります。そして「これが明日までに解決したいこと」と脳に記憶させてから寝るようにしています。寝る前にひらめいたときは、解決のヒントを頭に浮かべてから寝るようにすると、もっといいでしょう。わからないことがあったら〝一つに絞って問題意識を持って〟寝るのです。一つに絞って寝ることで、むしろあれこれと考えなくなります。

ただし、**一日の出来事を振り返って整理する際には、できるだけ、いやな感情を持ち込まないで、事実だけを確認するようにすることが大切**です。むしろ、楽しいことを思い浮かべたり、「なんとかなるさ」と、楽観的に考えるようにすると、いやな感情は払拭されていくはずです。

すると意外にも起きる前の夢の中でひらめいて解決する場合もあります。朝、起床してもう一度、その問題を考え直し、出勤途上の電車の中で解決策がひらめくことが多々あるのです。このような形で、**問題を一つずつ解決していくことが大事です。すると脳が「進歩」を感じるようになり、これが脳をリフレッシュさせます。**

問題を整理できないまま眠りにつくと、思考と感情が堂々めぐりをして、気分が悪くなる負のサイクルに入り込んでしまい、ますますストレスが重くなっていきます。

しかし、いったんリセットすれば、インスピレーションが湧くこともあるし、寝ている最中に整理ができて、朝起きたら解決しているということが、かなりあるのです。なおかつ、夢も使いこなすことができるようになります。私は、夢は「なんらかのサイン」だと考えています。ですから、夢を書きとめて記録し、その分析もしますし、内容によって、翌日の行動を変えたりもします。

こんな形のちょっとした積み重ねが、脳内リズムを壊さないための大切な武器になると、私は考えています。

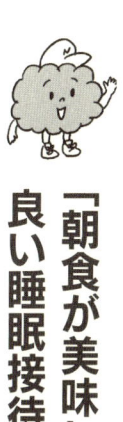

「朝食が美味しい」は良い睡眠接待のバロメータ

寝たはずなのに、朝起きると肩や腰が痛かったり、気分がすっきりしない、やる気が起きないという場合もあります。これは、「寝たはずなのに不健康」なのです。この状態で過ごしても、今日という日の価値は半減してしまいます。「睡眠効果」が、翌日の活動につながっているかどうか、これが「ちゃんと脳を接待できているかどうか」のバロメータになります。

例えば食事の時間にしても、夜は、七時に夕食を終えて、九時に就寝することで、早朝空腹となり、目覚めがスッキリします。空腹な状態で朝食を食べると、「朝ごはんが美味しい」と感じることができます。

このように、朝食を美味しく味わえる脳の余裕は、接待がうまくいっている結果です。ところが前日の晩、暴飲暴食をして、朝ごはんが美味しくないとしたら、「接待」できていなかったということになります。朝の目覚めが悪いとか、朝食が美味しくないという場合は、適切な「脳の接待」ができていないということです。

睡眠障害は、脳に大きな影響を与えますが、同時に、回復しやすいかどうかにも関係してきます。睡眠時間や朝食、夕食を決まった時間に摂るという習慣を幼少期から覚えていれば、その記憶があるので、一時期、生活が乱れてもやがて周期を戻せるようになります。生活リズムが崩れても、幼いときに両親から生活のリズムをしつけられた人は、その記憶が残っているので、寝ようと思えば夜八時にも眠られるし、朝早く起きてごはんも美味しく食べられるようになります。

しかし、脳がそれを記憶していないと、戻すことができないのです。するとますます脳内リズムが乱れていくという悪循環に陥ります。

つまり、大事なのは日々の積み重ねで出来上がる脳の記憶なのです。正しいリズムを体験した人は、脳の記憶を呼び戻すことで、大人になっても正しいリズムを刻むことができます。

脳内リズムが乱れたときに、早く修復できるかどうか。リズムが狂ったらそのままにしておかないで、早期に修正する心がけが必要です。

column 1　光の刺激を受けないと悩みが深くなる

人間の生体リズムを取り戻して、脳によいサイクルをもたらす方法として、太陽の光を浴びることをおすすめします。光は脳の視覚系脳番地に刺激を与えますが、反対に暗闇は、脳の刺激を弱める役割があります。

脳の覚醒は、この視覚刺激と大きな関係があります。目から光を感じたり、目を閉じて暗闇を感じることが大事なのです。

その延長で、光の刺激を受けないと悩みが深くなり、「うつ」になるリスクが高まります。視覚系を刺激しないと、脳のシステムが正常に働かないからです。

光の刺激と人間の感性、そして心は、密接につながっているのです。例えば牢獄につながれて、まったく光の刺激がない暗闇の中で生活していると、脳のメカニズムが崩壊していきます。

いまは「双極性障害」と呼びますが、いわゆる「躁うつ病」の人に対し、躁状態のときに光を落として暗くし、「うつ」のときに光を当てると体調が戻るというケースも報告されています。

光を使って、脳のリズムを取り戻しましょう。

第3章　脳の接待② 呼吸

「呼吸」で
脳内リズムを整える

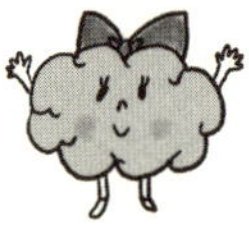

脳内リズムは呼吸に左右される

脳内リズムを整えるには、神経細胞と血管の関係を考えなければいけません。脳は、血管の収縮拡張のリズム、酸素代謝のリズム、脳波のリズムなど、いろいろなリズムを基に活動をしているからです。

一方、ストレスに負けない脳をつくるには、脳の成長に悪いものをできるだけ排除し、良いものを取り入れていくということに尽きます。

物質的に、〝脳に良いもの〟とは酸素です。神経細胞が働くためには、大量の酸素とブドウ糖を必要とします。これはたくさんの血管を使って脳に運ばれますが、血管を流れる血液（赤血球）は、酸素と結合したヘモグロビンを含んでいます。

血液は心臓から動脈を通って脳へとたどり着き、脳に酸素を供給します。これは神経細胞が酸素を使うためのメカニズムで、俗に「酸素交換」と呼ばれています。

しかし、脳に限らず人間の体内細胞は酸素を使えば、「酸化物」という老廃物が産生されるシステムになっています。この老廃物は細胞に害を及ぼすこともあるので、少ないにこしたことはありません。したがって神経細胞は、できるだけ効率よく働こうとしています。

酸素は必要不可欠な物質であると同時に、過剰に供給されれば細胞にとって毒にもなります。そこで、精密なメカニズムで組織は細胞に酸素を取り込んでいます。同じように血液が届いても、働いていない脳組織では、酸素交換が活発に行われません。働いていない組織は、あまり酸素を必要としないからです。

じつは私は以前COE（脳酸素交換マッピング）という技術を開発しました。現在では、BCI（ブレイン・コンピュータ・インタフェイス）のための技術として国際的に利用されるようになりました。**この脳の最先端技術は、脳の血流そのものを測定するのではなく、酸素と結合しているヘモグロビンの増減を計測するものです。**頭皮上から脳の計測部位での酸素を含んだヘモグロビンと、そうでないヘモグロビンの増減を調べれば、脳が酸素をきちんと受けとったかどうかが随時モニターできます。

この測定を通して、私は、脳の酸素交換が、感情の起伏と大きな関係を持つことを発見しました。脳に刺激が与えられると、血液は、それに対応するために神経細胞に新鮮な血液を増やして酸素を運びます。普段通りの活発な活動をしている脳番地では、酸素交換がスムーズに行われます。

しかし、**あまり活性化していない脳番地や、いつもと違う刺激を受けた脳番地には、血液が増えたり、血流が速くなりますが、酸素交換は起こりません。神経細胞が、どう対応していいかわからずに活性化せず、酸素を利用できない状態に陥ります。**

単純にいえば、「神経細胞が働かず、血液を供給しても酸素の消費ができない」ということです。酸素交換がスムーズに起こらないので、非効率な脳の働きになりエネルギーを使った割には疲れてしまいます。するとさらに新鮮な血液を供給しようと脳の血圧が上がります。こうなると脳は、カッカした状態で、混乱して、イライラや怒りなどのマイナス感情が生まれてしまうのです。こんな場合は、脳の血圧を下げて、その脳番地に供給しすぎた血液をもう一度、リセットしなければなりません。

脳の血圧を下げるために最適な方法は、ゆっくりと深い呼吸をすることです。呼吸数を安定させてゆっくり長く吐けば、脳ばかりでなく、全身の血圧も下がり、神経細胞での酸素交換状態がもう一度効率よく回復していきます。

ほかにも、脳の成長にいいものがあります。例えばウォーキングやジョギングは運動系と思考系を活性化させるのでおすすめします。

ただし同時に活性酸素を産生して、体に悪影響も与えるので、運動後は、体をリラックスさせるためにストレッチなどで体をほぐし、老廃物を取り除いて、酸素循環をよくする必要があります。準備運動と運動後のケアは、体だけでなく脳のケアとしても大事なのです。

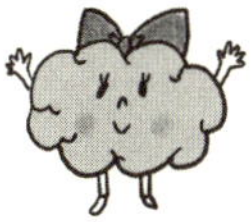

呼吸のリズムで脳に酸素を取り込む

人間に限らず、生物にとって酸素は不可欠ですが、同時に二酸化炭素（CO_2）も、**人間の脳にとって大きな働きをします。** 動物は呼吸の数を減らすと、肺の中のCO_2が増え、それに伴い脳のCO_2も増えていきます。すると脳の血管が開くので、脳の血流が増え、その結果、脳に新鮮な血液が上がっていきます。

脳は同じ場所を使い続けると疲れてきますが、それは、酸素を使いすぎて、需要と供給のバランスが崩れて、使った分の新鮮な酸素が供給されないからです。

また、疲れの要因は栄養面からも起こります。脳に栄養をもたらすのは酸素とブドウ糖なのですが、酸素が足りていても、低血糖でブドウ糖の供給が少なすぎれば、脳は活性化せず、体から力が抜けてなんとなくやる気が出ません。酸素不足、低血糖は脳で生み出される意欲を下げてしまうのです。

したがって、**空腹すぎないほどに食事を摂り、ゆっくり呼吸することによって、脳の隅々まで酸素代謝のリセットを起こすことが大事です。**

一見、ゆっくりとした呼吸だと酸素の取り込みが悪いように思えますが、じつはゆるやかな呼吸は、脳に取り込まれる酸素の量を増やします。その結果、頭がすっきりします。

なおかつ、ゆったりした呼吸は、脳の血管を開いて血圧を下げ、新鮮な血液を脳組織に送るうえで、とても効率がいいのです。

したがって、**一日に何度か、五分から一〇分ほど時間をとって、ゆったりした呼吸をする時間を持つといいと思います。ゆっくり呼吸をすることで、脳酸素循環のリセッ**

トができるからです。

一方で、悩みや不安が深くなり緊張状態が続くと、人は呼吸が浅く速くなります。CO_2が薄くなるので、脳の血管が縮まります。すると余計に緊張するという生理的なメカニズムが働きます。ひどい場合には、過換気症候群といって、体が固まってその場から動けなくなります。

睡眠中にも呼吸が速い人がいます。眠るときには呼吸リズムがゆっくりするものなのですが、ゆったり眠れない人はそれができないので、睡眠中に脳の疲労を回復させられないのです。さらに無呼吸症候群になれば、脳へのダメージはますますひどくなってしまいます。

自身の呼吸リズムを確認するために、睡眠の状態を一度調べてみてください。**睡眠中に口呼吸をしていたり、あるいは歯並びが悪かったりすると、酸素の取り込みがうまくいかないために、呼吸リズムが不規則になり、熟睡できなくなります。**要するに呼吸リズムが睡眠中に安定しないために、脳が安眠のサイクルに入れないのです。朝、起きたときに、必要以上に口の中が乾いていたり、風邪をひきやすい人などは、睡眠中に、口呼吸をしているために呼吸リズムが乱れている可能性があります。

ゆっくりした呼吸が脳内リズムを守る

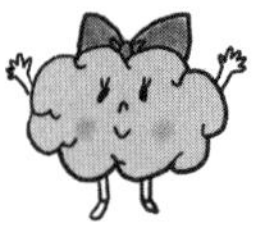

脳の血流による酸素交換の周期は、およそ一〇秒に一回、またはそれよりも遅いリズムで構成されています。しかし、一般に、呼吸の周期は一分間に一二回、五秒に一回の割合です。すなわち、酸素交換の周期は呼吸の周期より二倍程度遅いのです。この違いに脳内リズムを呼吸の練習で良いリズムに変える効果が潜んでいると考えています。すなわち、**呼吸周期を一〇秒に一回程度、一分間に六回にして、脳酸素交換の周期に同期するようにすることで、体調が良くなるという仮説をたてています。**

ですから、「できるだけゆっくり呼吸するようにしてください」と、私のクリニックに訪れる患者さんに話しています。五秒に一回の呼吸を、意識して一〇秒に一回にする。可能であれば、一五〜三〇秒に一回、一分間に二回程度にしてもさらに効果が上がると考えます。

「一二、六、四、二」という数字を覚えておいてください。一分間の呼吸数が一二回から六、

四、二と減っていけば、体調は上向きになります。逆に二、四、六、一二と上がっていくようなら、これと反比例して、体調が下がるのです。

一二回以上は「多呼吸」です。呼吸が多くなるのがなぜいけないのかといえば、浅い呼吸になって酸素交換がうまくできず、取り込む酸素の量が減るのと同時に、CO_2の排出が減るからです。脳血管はCO_2によって収縮、拡張するので、この結果、脳の血管が収縮し、脳が働かなくなるのです。

反対に、ゆっくり呼吸して肺の中のCO_2が上がれば、脳の血管が開きます。すると

ゆっくり呼吸

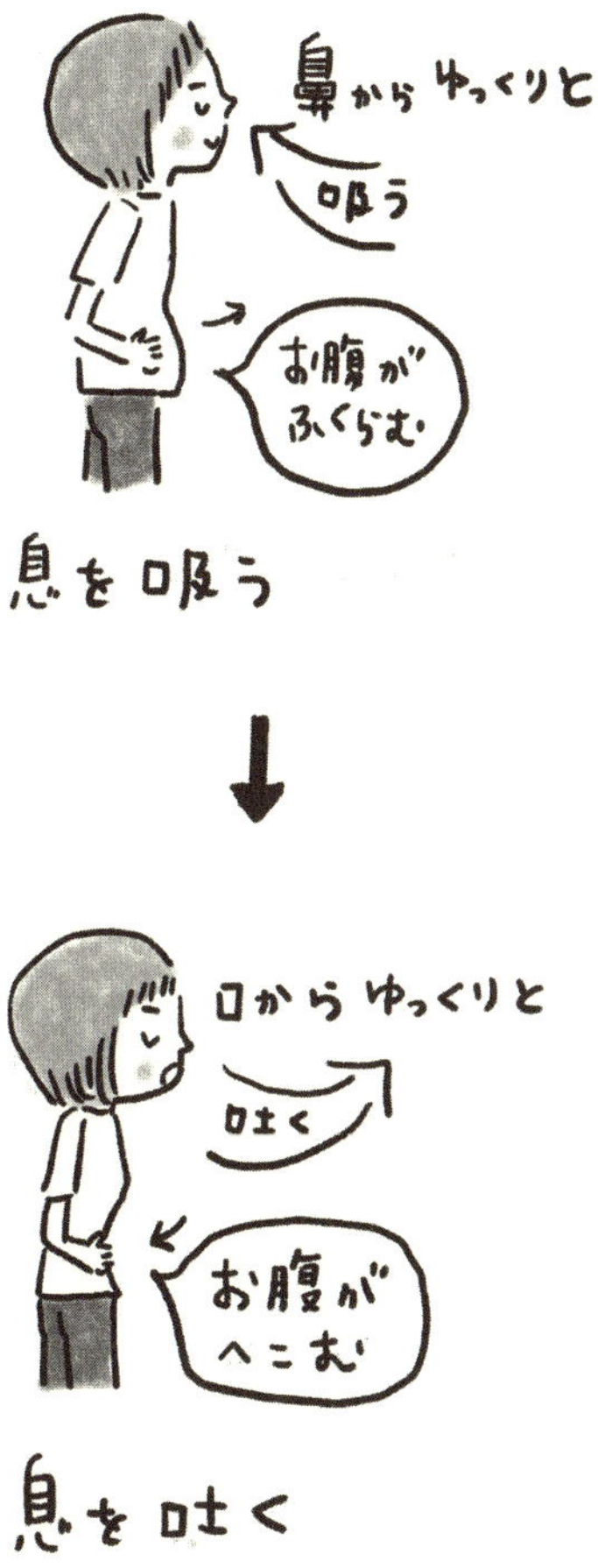

鼻からゆっくりと
吸う
お腹がふくらむ
息を吸う
口からゆっくりと
吐く
お腹がへこむ
息を吐く

血流が増えるので、脳の働きが活発になって、集中力が上がり、頭が冴えてきます。

脳の神経細胞の電気活動は、とても速いスピードです。脳酸素交換の周期は〇・一ヘルツ以下ですが、神経細胞は一ミリ秒ほどの周期で、脳酸素交換とは比べものにならないほど速いのです。

脳波の計測で観察される脳内リズムは、一秒間に四回のサイクルを持つ「シータ波」、八回の「アルファ波」、一一回から二〇回以上のサイクルを刻む「ベータ波」などがあります。いささか難しくなりましたが、脳内リズムは、こういう複数の周期の多重構造になっていることを、まず知っておいてください。私たちが行う脳活動は、みんな、このリズムを踏襲しています。**呼吸をゆっくりすればするほど、本来、人間の脳活動の基本となるリズムが順調に保たれます。**ゆっくりしたリズムを保つには、十分な酸素交換が必要だからです。

単純にいうと、詳しい脳の働きなどは脇に置いておいて、体調が悪いと感じたら、ゆっくりしたリズム呼吸をすることが大事、ということです。そうすることで、ゆったりした時間を持つことができ、ゆっくりしたリズムで生活することができます。

さらに、ゆっくりした呼吸の利点は、脳の代謝の効率を良くし、酸素交換の効率性が高まるので、脳の血流循環が安定し、効率良く脳を使えるようになることだと考えています。

また、脳に必要な栄養は酸素と一緒に、血流に乗って運ばれます。その栄養源であるブドウ糖も脳にたくさん供給しないと、脳は疲れるのです。そこで、酸素と一緒にブドウ糖を効率的に運ぶために、脳は心拍を変え、血圧を変えるように心臓に命令するのです。

しかし、**酸素が供給される場所と、消費される場所は同じではありません。供給される場所は血管内ですが、消費されるのは血管外にある神経細胞なのです。**

この理由は、血管内に酸素を過剰に供給すると、かえって弊害を起こす可能性があるからです。じつは人間や動物にとって、酸素は一種の「毒」の役割を果たします。「活性酸素」という言葉もあるように、酸素には毒性があり、酸素が過剰に神経細胞内に入ると、神経細胞を傷つけたりする一方で、少量でも神経細胞にダメージを与えてしまうのです。生体には、抗酸化物質によって、活性酸素を除去するメカニズムがありますが、**呼吸を自分でコントロールすることで、活性酸素がたまりにくい体質になり、脳と体のリズムを変えて、もっと健康になることができるのです。**

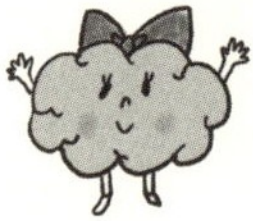

ゲームの「脳トレ」は脳のマンネリ化を起こす⁉

呼吸が落ち着けば、過剰な血圧が加わることがないため、血圧が下がります。人間の体は、こんな形で、血管と神経細胞がバランスをとるような仕組みになっています。私は、この作用が頭をクリアにするものだと考えています。いずれにしろ、**血流の流れと酸素を取り込むメカニズムがゆっくりしているほうが、脳活動だけでなく、生命活動全体に有益**だということです。

では、そうしたゆっくりした周期を、意図的に生み出すには、どうすればいいのでしょうか。じつは、**朝日を見たり、夕日を見ることが、そういうゆっくりした周期を生み出します。**

自然界がゆっくりした周期で動いているからで、そのリズムが、人間の生活リズムの根底にあるのです。こういう周期を無視すると、体内リズムが乱れて健康を害したり、社会生活でも思わぬ失敗をしたりすることにつながります。

話は変わりますが、最近は一種の「脳トレ」ブームです。一生懸命に励んでいる方には申し訳ないのですが、これも慣れるとマンネリ化して、脳番地があまり使われなくなります。脳は多くの場合、自分の記憶と成功体験だけを頼りに働こうとする性質があります。組み合わせのレベルではなく、使える番地だけでなんとかしようとするのです。しかも**脳は、絶えず新しいことをインプットしてあげないと、働こうとしません。**

とくに、いつもやっている単純な脳トレは、記憶系脳番地に働いて、いつもの記憶を引っ張り出して思い出してしまいます。次々と目先を変えて新しい発想を引き出すものでない限り、脳は働こうとしなくなります。

いったん覚えてしまったら、脳は記憶のソースに働きかけて、意識的に、工夫したり、発見する気持ちを持ち続けないと自分で学習しようとしなくなります。この結果、脳はマンネリ化し、省エネで動く機械のようになってしまうのです。

したがって、「脳の接待」という見地からいうと、**繰り返しの多い単純な脳トレで、脳を使ったあとに、ゆったりしたリズムに回復するように脳をトレーニングしていくほうが、むしろ効果的な「脳トレ」になるのではないかと思います。**

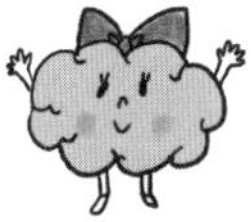

正しく適応する力を大事にすれば、脳がよろこぶ

脳は、外的な刺激に応じて、いろいろな形の器に変化することができます。つまり目的や環境に対して正しく適応できる脳を持った人が「頭がいい人」だと思います。しかし何にどのように適応するか、それが問題です。
脳の持つ本質的な力は「適応力」だと考えられます。

人間の脳は、誰しも「楽しみたい」という目的（欲求）を持っていますから、犯罪を目的にしたら、それに向かって脳は働きます。

反対に「これが人のためになる」と思ったら、それが実現できるように、準備していく。それが人間の脳の本質です。

つまり、「こういうことをしたい」と思えば、その目的に応じて成長しながらキャパシティを変えていくのです。自分を変えてまで、物事を実現したり、問題点を解決するということが、脳の持つ力です。

しかし、この適応力を引き出して実力を発揮できない人が少なくありません。それは多くの場合、「自分自身は変えないで、目の前の環境を変えたい」と願ったり、「漠然と何かを希望していたり」、あるいは、「いまのままでいい」という気持ちでいるからです。**自分を変えようとせずに、他人を動かそうとする。現状維持でよいと考えた瞬間、その人の脳は未来に夢を実現する脳に成長して変わっていく必要がなくなります。**

これでは、目の前の問題点は解決するはずがありません。

成功するまでには、誰しもとても苦労します。でもその苦労をものともせず、「適応できる脳」に変え、チャレンジする姿勢が大事です。物事を克服するというのは、そういうことだと思います。

つまり、**脳が成長する理由は、「望むこと、やりたいことがある」ことです。克服する姿勢、チャレンジする姿勢を脳がよろこぶのです。**

だからこそ人間には「未来」が必要になるのです。未来がないと、脳は適応する理由が見つけられません。その未来とは、明日でもいいし、一〇年先でもいいのです。いまより先に何があるか、が大事なのです。「元来、すべての人の脳は、成長したがっている」といっても過言ではないのです。

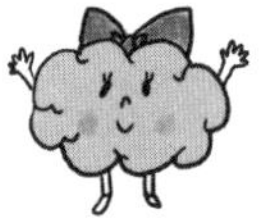

自分で「善」を選んで酸素代謝リズムを回復させる

では、脳の適応力を、どうやって高めていけばいいのでしょうか。それは、脳の「酸素代謝循環リズム」を回復させることです。

この章で、脳にとって、もっとも重要なのは酸素だと説明しましたが、呼吸によって心臓から血液とともに酸素が脳に運ばれ、代わりに老廃物が同じく血液とともに、体内に戻っていきます。これが「酸素交換」ですが、酸素の代謝循環リズムが悪くなると、脳が不調を訴えるのです。

酸素交換は多すぎても少なすぎてもいけません。生体は、エネルギーを使うと、その分疲労します。当然、脳も同じです。酸素代謝の循環が悪くなると余分なエネルギーを使わなければならなくなり、その「疲れ」の信号が全身に伝わります。その結果、低酸素で血流が悪くなれば「冷え」が生じたり、がん細胞が増殖しやすくなったりします。「低酸素」は、細胞が発する警告なのです。

つまり、**「脳の適応力」は、プラスだけではなくマイナスにも適応するということです。**脳は、これがプラスで、こっちはマイナスなどといちいち判断できないので、いまある環境で生き延びるための適応をしようとします。

言い換えれば、いまの苦しみから逃れようとするので、それが適応力の引き金になります。その苦しみから逃れることがプラスの回復になるかどうかは別問題。だから悪い習慣にも適応するし、良い習慣にも適応するのです。

つまり、「良い習慣」「悪い習慣」といいますが、脳と体がそう判断しているのではありません。**脳は、善悪のどちらにも適応しようとします。したがって、自分で善を選んで、脳内の代謝リズムを回復させる必要があります。**「良い」「悪い」は、私たち自身が意識しなければならないのですから、決して「良し悪し」に鈍感になってはいけないのです。

自分自身が、どういうことに適応すべきかを的確に判断し、悪いものに適応する習慣を取り除いていくことが、真の正しい「脳の接待」であり、脳を休ませる重要なポイントになってきます。

column 2　パワースポットに行きたいのはなぜ

以前、広島で講演したとき、厳島神社を訪れたことがあります。ここは島全体が強力なパワースポットとして人気となっています。

このような場所に行くと、みんな「疲れがとれる」という声を多く聞きます。それは、パワースポットに入ることで心身がリセットできるからです。

人間はそれぞれ、個々に合った「結界《けっかい》」を持っています。会社という結界の中に入って出られなかったり、家族という結界に縛られていたり、夫婦間、親子間でも結界があります。

しかし、それに飲み込まれていると、「社会はこうだ、自分はこうしなければいけない」と、どんどん窮屈になっていきます。

どうして人は、パワースポットに行くのだろうかということを考えてみました。それは、人は環境の中に生きているので、自分がいま置かれている場所を、確認したいからではないでしょうか。

環境を変えてみると、どんな環境が自分に合っているのか、それが見えてきます。だから人は旅行が好きなのです。

第４章　脳の接待③ マインドフルネス

「マインドフルネス」で
脳に元気を取り戻す

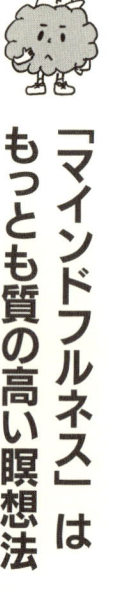

「マインドフルネス」は もっとも質の高い瞑想法

いま「マインドフルネス」が注目されています。特にストレスに悩み、「うつ」や不安や恐怖が大きくなり、身体症状が表れる「不安障害」に苦しむ人たちの間で絶大な人気です。

「マインドフルネス」とは、いわば「心を裸にする」瞑想法です。自分の心の中を見つめようとするとき、どうしても〝雑念〟という「壁」が邪魔をします。深い呼吸をしながら、じっと瞑想して壁を取り払えば、「自分自身がいま、どんな状態にいるのか」を、しっかり見つめることができます。

こうして、**自分の〝あるがまま〟を見つめることができれば、心が穏やかになっていきます。すると、自分を悩ませていたストレスの塊が霧散し、脳の中をおおっていた靄《もや》が晴れていくはずです。**

我々の脳には、日々膨大な情報が流れ込んでいるので、その処理に追われることになります。すると脳が〝過熱〟し、あれこれ考えすぎてしまうことに。「人間の脳裏に思念が浮かぶのは、毎日五万回以上になる」という報告もあるほどです。

こんな毎日を繰り返していると、脳はますます疲労、混乱していきます。〝現実〟が見えにくくなって、漠然とした不安感に振り回されるようになるのです。

しかし、その**「漠然とした不安」の正体は、多くが「いまさらどうにもならない過去の出来事」や「考えても仕方がないこと」ばかり**なのです。いくらそれを考えても、問題の解決にはつながりません。

しかし、瞑想して自分の「いま」を強く意識すれば、これらは〝どうでもいいこと〟になっていきます。「過去は思い出、未来は夢、いまは神様からの授かりもの」という言葉がありますが、私たちが自分でコントロールできるのは、「いま」と「未来」だけです。「過去」にとらわれて、「変えられない過去を頭の中で変えようとする」のは時間の無駄なのです。

しかも、**こうした不安や恐怖を抱えていると、脳は「怒り」や「悲しみ」「嫌悪」などの感情を生み出します。**これは脳の「扁桃体」が興奮するからです。すると「視床下部」から「CRHホルモン」が分泌され、これが「下垂体」に影響を及ぼし、そこ

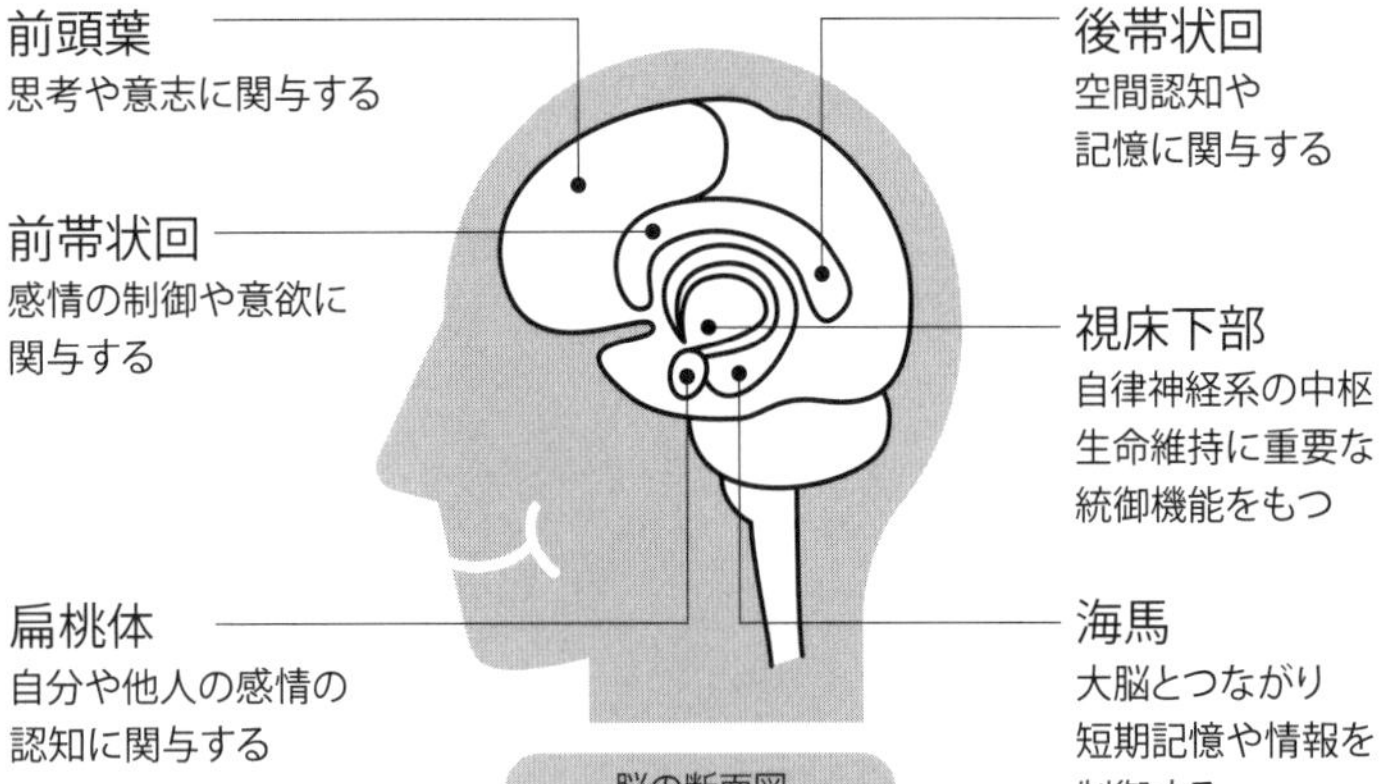

脳の断面図

から「ＡＣＴＨホルモン」が分泌されます。それが「副腎」に伝わって、「副腎」から大量のストレスホルモンが分泌され、「前頭葉」にある思考系や「海馬」の記憶系、意欲を生み出し感情を制御する「後帯状回皮質」などを傷つけます。

前頭葉は思考力だけでなく、物事に対する集中力や実行力、対人コミュニケーションなど、さまざまな役割を受け持っています。強いストレスを受けると、こうした部分を筆頭に、脳のさまざまな機能が低下してしまうのです。

それだけではありません。「視床下部」の乱調は交感神経を刺激して、体の変調をもたらします。**強いストレスを受けると胃や頭が**

痛くなったりするのは、交感神経優位の自律神経系の働きのためです。

そして、これが続くと、睡眠が浅くなり、睡眠障害を引き起こし、強い抑うつ状態になったりします。

マインドフルネスは、こんな精神状態を意識的に改善して精神の安定を図るもので、それは脳番地を活性化することにつながります。「瞑想」というより「脳のトレーニング」といえるかもしれません。ですから私は、**「マインドフルネスは脳にもっとも効果的な脳トレ」として、さまざまな方におすすめしています。**

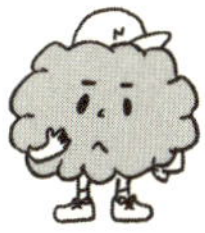

マインドフルネスは「自己観察力」を高める

マインドフルネスに対しては、いま起こっていることにもっと集中するとする考え方や、瞑想をベースにしたとらえ方など、人によっていろいろな見解が出されています。

瞑想をしながらリラックスし、ストレスが生む大量の雑念から自分を解き放ち、自分が「いまここにある」という状態に心を傾ける。そのために意識を研ぎ澄ましていくというのが一般的です。「瞑想」というと、宗教的なにおいを感じる方も多いかと思いますが、あくまでそうした〝色〟を排除し、自分ひとりでもできるところが特徴といえます。

私は、マインドフルネスの効果は、ひと言でいうと、「自己観察をする能力が向上する」ことだと考えています。人は、他人のことを目で見て観察しています。しかし、自分のことになると、目が外に向いているために見ることができません。だから内側を見る目の訓練が必要になるのです。

つまり、**肉眼で他人を観察して、心の目、すなわち脳の目を訓練によって養い、自己観察力を身につけることで、脳では自他の区別がより研ぎ澄まされ、ストレス耐性ができるということです。**

逆説的な言い方になりますが、マインドフルネスは、精神的な休息を与えることが目的ではないと考えています。脳における自己観察能力を養うことで、他人からの情報収集に偏らず、自らの情報収集を増やすことで、バランスの良い情報となることに

マインドフルネスで、自己観察力を身につける

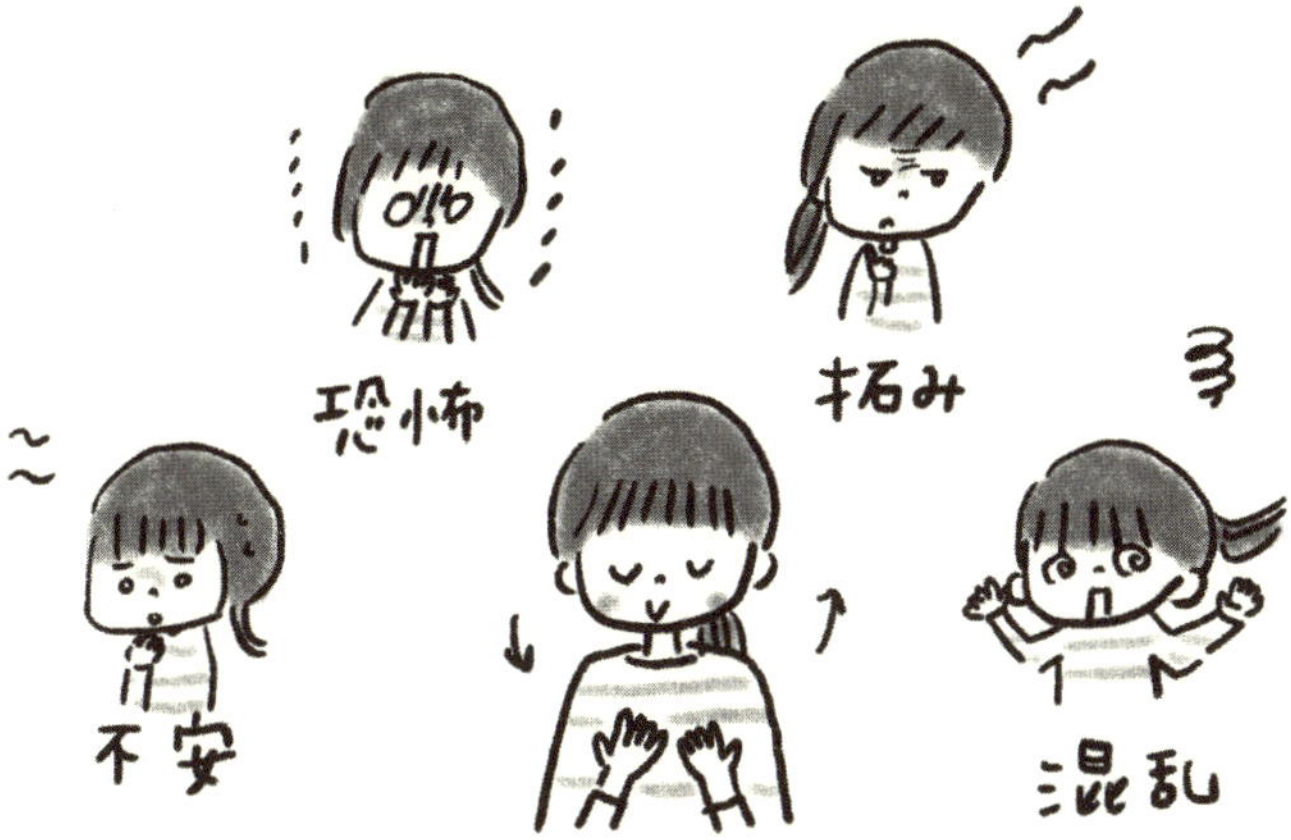

よって、脳がストレスを受けにくくなるということです。

文明が高度になり、自分よりも他人（外部）からもたらされる情報が肥大している現代社会では、**自他のバランスを保ち、自己観察力を高めることが、精神のバランスを保つために不可欠であると思います。**

まず、ゆっくりと深呼吸をしながら、目をつむって、自分が感じている「不安」や「恐怖」などの正体を考えてみましょう。「なぜ、自分はそれが怖いのか？」「不安に思う理由は何か？」などをじっくり観察していくのです。すると「その不安には実体がない」ことに気づきます。

そうなのです。**多くの場合、不安や恐怖は**

「自分の頭の中でつくったものにすぎない」と気づくはずです。その不安や恐怖は、じっくり考えると、自分の中から生まれているのではなく、ほとんどが、他人や周りの環境からもたらされていることに思い至ります。

すると「自分が心配しているような最悪の事態が起こる可能性は少ない」とわかってきます。「だから、大丈夫」と自分にしっかりと言い聞かせていけばいいのです。

つまり**マインドフルネスとは、瞑想法や呼吸法を介して、自己回帰する時間を持つことです。自分を観察する時間が増えれば、自己観察能力は自ずと高まります。**

自分を観察する時間を増やすことで、他人がつくり出した「評価の判断」「恐怖」「否定」などのネガティブな感情が消えやすくなります。

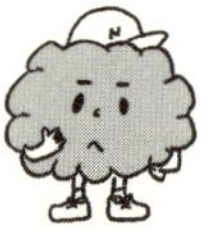

脳内リズムを回復させる

では、脳のリズムを正しく回復させるには、どうしたらいいのでしょうか？

まず、自分の好きなものを、一定期間、やめる訓練をすることです。例えば、どうしてもスマホを使うことをやめられないのなら、ほかの違うものをやめてみるのです。**これはマンネリ化した脳番地を刺激することにつながります。**

私は最近、大好きだったコーヒーを、ほとんど飲まないようにしてみました。紅茶や水に変えることにしたのです。

すると味覚が大きく変わって、いままであれだけ飲んでいたコーヒーが、美味しいと感じないようになりました。

それればかりか、紅茶やハーブティーに対する味覚の感度が上がって、味や香りの微妙な区別までできるようになったのです。味覚に関わる「感覚系脳番地」の働きが鋭くなったのだと思います。

コーヒーをやめようと思いたったのは、もしかしたら体に悪いのではないかと感じたこともあります。そこで実験してみたら、体がすっきりと軽く感じられるようになったのです。コーヒー好きの方には申し訳ないのですが、いまは、ほとんど飲んでいません。

最初の一か月は、まだ飲みたい気持ちにとらわれました。しかし二か月目に入ったら、

「なんか調子がいいぞ」と感じ、三か月目になったら、コーヒーの香りをかぐのもイヤになりました。

私がコーヒーを飲んでいた理由は、午後になると眠くなるので、それを防ごうとしたからです。しかし、いったん飲まなくなったら、飲んでも飲まなくても、睡魔対策にはあまり影響がないことがわかりました。どのみち、覚醒作用が十分ではないことに気づいたというわけです。

しかも、カフェインの影響で睡眠のリズムが狂いがちだったのが改善され、ぐっすり眠れるようになりました。夕方に飲むコーヒーのカフェイン作用が、睡眠に影響を与えていたのですが、それもなくなって、熟睡できるようになりました。午後の眠気は、単純に睡眠不足だったようです。

嗜好品ひとつでも意識して変えてみると、脳が切り替わり活性化してきます。本当は、スマホやネット依存を断ち切ることがベストだと思うのですが、それが無理であれば、まず、自分の好きな嗜好品を、いったん中断してみることをおすすめします。

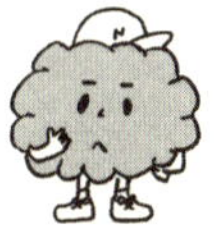

マインドフルネスで、天上天下、唯我独尊になる

マインドフルネスは、自分自身を自分の思考の中心に置こうとする方法です。これは「自分が〝いまここにあること〟に心を集中させる」ということです。かつて仏教の開祖、お釈迦様が、「天上天下、唯我独尊」と語られたと伝えられていますが、脳から考えれば、自己観察力が高い境地といえます。

すなわち、**私にとってマインドフルネスの時間は、自己観察の時間です。**

私は毎日、二〇分程度の自己観察の時間を持つようにしています。まとめて時間をとるのが難しいときは、五分程度の「自己観察タイム」となりますが、これでも十分です。まずは、自分の呼吸に意識を集中することを、自己観察の扉としています。

他人や周囲の影響を排除して、自分の好きな環境を頭の中でつくり出し、すぐさまリラックスした状態になれます。

マインドフルネスの効用では、さらに、次のようなものを挙げることができます。

1　集中力が高まる

脳裏に浮かんでくる雑念には意識を向けず、「いま」の自分の呼吸だけに深く気持ちを傾けていくのがコツです。繰り返していくことで、ストレスを鎮める効果がある「アルファ波」という脳波が強く出るといわれています。実際に、二〇歳の頃、アルファ波の割合を計測しながら呼吸に意識を集中すると、容易にアルファ波が出現しました。精神的にリラックスできるので無駄なことを考えなくなります。すなわち、考えている自分を観察できるようになります。

2　思考の整理ができる

「悩みの正体」は、複数のことが入り乱れて、自分で説明できないことがほとんどです。「考えても仕方がないこと」と「考えるべきテーマ」がはっきり区別できるようになります。

3　あがり症、緊張が緩和される

自己を観察する時間を持てば、精神的にも肉体的にも緊張が緩和されていきます。

以前は私自身、あがり症で人前で言葉が出てこないほどでした。

4　記憶力、洞察力、直観力、創造力などが高まる

思考が整理されれば、脳の働きがクリアになり、脳が本来持っている潜在的能力が発揮されやすくなります。

5　よく眠れるようになる

マインドフルネスには、睡眠障害を治す効果があることが明らかになっています。呼吸を整えることで、交感神経と副交感神経のバランスが整い、体の緊張も緩和されていきます。その結果、よく眠れるようになります。また、瞑想をよくする人のほうが、しない人に比べて、睡眠のリズムなどを調整しているメラトニンの分泌量が多いという研究結果もあります。

つまり、マインドフルネスには、人生の質を高めると同時に、心地よい睡眠をもたらす効用があるということです。

睡眠ひとつをとっても、「眠れない」からと薬に頼れば、脳や内臓に悪影響を与える可能性があります。ホルモンバランスを崩したり、薬物依存に陥ってしまうかもしれません。それに比べ、**マインドフルネスは、悪い副作用がまったくない〝治療法〟なのですから、試してみない手はありません。**

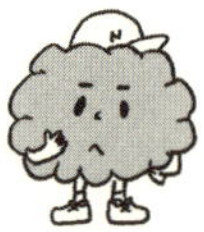

マインドフルネスは、ADHD患者への処方箋

では、これを脳科学的に、もう少し詳しく見ていきましょう。

マインドフルネスは「いま」の自分を見つめる時間なので、「エモーショナル（情動）」と「メモリー（記憶）」、すなわち、感情系や記憶系の脳番地がよく働きます。まずそこで「怒り」「不安」などの感情を和らげれば、ストレス耐性が強くなります。

もう一つは「海馬」を刺激するので、記憶力などを向上させることができます。悩

みの多くが記憶や感情に依存するとしたら、直接、それを脳で再現している脳回路が意に反して活性化することなく静まれば、悩みは解消するということです。

また、がんなどの病気の「生命予後」を高める研究報告が多数出ています。実際にマインドフルネスは、「薬に頼らない治療法」のひとつとして注目を集めています。

一般に、良質の睡眠を確保できる人は予後が良好なのですが、マインドフルネスをする人は、より以上に予後が良くなります。マインドフルネスは睡眠の質を上げ、適度な睡眠時間を確保するのに役立つので、相乗効果が高くなるのです。

がんなどの病気の場合、いままでは薬や手術中心のセラピーが主でした。でも、手術もできず、薬も効かない場合もあります。こんな場合、良質な睡眠やマインドフルネスが効果を発揮するのです。**睡眠は夜間の最高の接待ですが、マインドフルネスは、日中における最高の接待**といっていいでしょう。

また、マインドフルネスは、記憶系だけでなく、思考系にも作用し、行動をコントロールするのに役立つので、大人も子どもも問わず、ＡＤＨＤ（注意欠陥多動性障害）やうつ病の治療にも応用され成果を上げています。

自己観察することで前頭葉の理解系脳番地が育つ

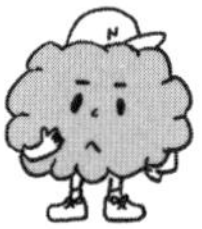

他人を観察するためには、左右の目を使ってよく見れば、顔色や行動が手にとるようにわかります。しかし、自分を見るためには、脳のどこを使うのでしょう?

「君はこんな失敗をしてしまった。反省しなさい」、あるいは「お世話になった人には感謝の気持ちをもって接しなさい」などの言葉は誰もが一度や二度は耳にしたことがあるでしょう。しかし、**反省するのも脳、感謝するのも脳、自己観察するのも脳であることを忘れてはいけません。**

以前、被験者を募って、自分で反省したり、感謝を文章に書いている最中の脳をCOEで計測して脳酸素交換の状態を調べました。

すると、脳画像に示した丸い部分で、右脳も左脳もたくさん酸素が使われていることがわかりました。つまり、頭頂葉にある理解系脳番地を左右使って、人は自己観察しながら反省したり、感謝するのだということが示唆されたのです。

脳画像

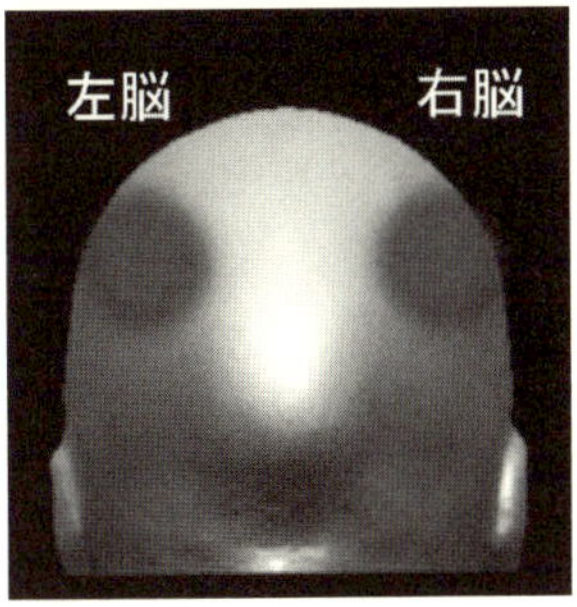

現代人の脳をＭＲＩで画像診断すると、右脳の理解系脳番地がほとんど使われていない人が多く見られます。この部位は、注意力や非言語の情報処理に関係しています。**瞑想法や呼吸法を使って、自己観察する時間を持つことで、現代人がおろそかにしている右脳の理解系脳番地を育てることができると考えられます。**

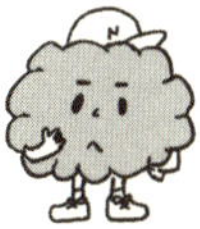

自立思考で脳にエッジ効果をつくり出す

脳は同じことを続けているとマンネリ脳になります。

人間は、もともと自分が同じ場所に立ち続けていると、変化を感じ取れなくなるものです。その結果、脳は「自動思考」に陥ってしまうのです。

例えば、自分では意識していないつもりでも、じつは脳が勝手に過去の影響を受けて考えている場合があります。「強迫観念」もそのひとつでしょう。これが悩みの呪縛から抜けきれない原因のひとつでもあります。

しかし、**マインドフルネスは脳の働きを「自動思考」から「自立思考」に切り替える効果を生みます。**「自分のいま」を深く考えれば、脳が勝手に考えるのをストップさせることができるからです

また、「常識を疑え」という言葉もあるように、いままでごく当たり前と思い込んでいたことについて、「本当にそうなのかな?」と考え直してみれば、脳の自動思考は止まります。

「自立思考」というのは、自分の記憶系脳番地を使って、記憶を振り返りながら考えるということです。ただ、必ずしも自分自身のことだけでなく「母親はどういっていたのかな?」などと、他人から得た記憶を参照して、次に自分はどうするかを考えることです。

自分と他人を比較して考えるのは、脳が得意とするところです。「そういうのは俺らしくないな」と、自分と他人とを区別すること。あるいは、自分の考えが前と後でど

う変わってきたかを比べること……。

つまり、「エッジ効果」をつくり出すことです。**「エッジ効果」とは「違いを際立たせる」という意味です。「コントラスト」と言い換えてもよいかもしれません。**

なんらかの形で〝いま〟を際立たせる。昨日と今日の「違い」を思い浮かべる。あるいは何か、先鋭的なことを思い浮かべるなど、自分でできる方法を考えて「エッジ」をつくるのです。

脳は、新しいことを知ると貪欲に〝吸収〟しようとします。**脳は〝違い〟を感じると、そこに反応し、活動していくのです。この場合の〝新しいこと〟とは、例えば昨日と今日の「違い」です。**あるいは、いままで知らなかった考え方や、見たことのない世界です。

しかし、「自動思考」に洗脳されてしまうと〝違い〟が感じ取れなくなり、視野が狭くなります。日常にどっぷりつかると、疑問が浮かばない、課題が見えてこないのです。これが脳が楽をしすぎて、マンネリ脳に陥った状態です。

ですが、普段から違いを感じ取る訓練をしておけば、脳の感度が高まって、エッジのわずかな違いを区別することができます。そうすれば〝大きな刺激〟がなくても、脳は「自立思考」をすることができます。すると「自動思考」では気づかなかった、より深い自分自身に気づくはずです。

例を挙げれば、添加物がたくさん入った食品ばかり摂っている人は、それが最高の味だと思ってしまいます。毒を盛られていても、「美味しい」と感じてしまうのです。でも脳は、それが毒だとわからない。しかし、毒が入っていてもわからないような体になってしまって、それでいいのでしょうか。それが積もり積もって病気になったときにはじめて、「あれは毒だったんだ」と気づくのです。**手遅れになっては遅いのです。それが怖いのなら、普段から脳の感度を上げていくしかありません。**

筋肉も同じです。「自分の体が硬い」というのは、柔らかい状態を知らないと気づかないものです。肩がこっていても、さわって確かめないと、「あ、こっていたんだ」と気づかないことがあります。でも、「おかしいな」と感じてもんでみると、ほぐれて楽になったりします。頭痛の場合も、普段はめったに頭が痛くならないのに、おかしいなと思って触ってみると、頭の周囲が固くなっていたりすることがあります。

要するに、**脳も体も、マンネリ化していると自分の状態に気づかないということです。**

緊張していた部位が楽になったということは、自分の中に「エッジ」が生まれたということです。強い緊張と緩んだ状態の差異、その落差に気づくのが、脳が「認知した」ということです。

マインドフルネスは、脳の中に「エッジ」を生み出し、脳の認知を助けるのにとても役立つはずです。

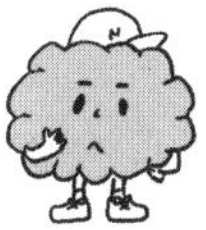

呼吸に意識を集中させる

「マインドフルネス」といっても、あまり難しく考えることはありません。やることはとても簡単です。基本的には、姿勢を正して、自分の「呼吸」に意識を向けるだけでよいのです。

呼吸は前章でもふれましたが、自律神経に作用します。人間は、呼吸が浅いときには、自分でも知らないうちにストレスを抱えている状態になっています。心配事が起こったり、不安を感じたり、パニックに襲われたりしたときには、呼吸が浅くなってしまいます。これは交感神経のスイッチが入って、脳が興奮することと関係しています。

しかし、深い呼吸をすれば、今度は副交感神経のスイッチが入って、脳は落ち着き、休むことができます。**呼吸は自分でコントロールできるのです。深い呼吸をすれば、脳を安静させ、心を落ち着かせることができます。**

◆姿勢のとり方

座って行ったほうがやりやすいと思います。床に座布団を敷いてやると楽ですが、椅子に座ってもかまいません。できるだけ背筋をまっすぐ伸ばし、猫背にならないように注意しながら、体の中心を意識して肩の力を抜き、次に顔の力を抜いていきます。目は軽く閉じるほうがいいと思いますが、ぼんやりと、どこか一点を見つめるようにしてもかまいません。この場合、視線は前方の斜め下に向けるとよいでしょう。

◆呼吸に集中する

大事なのは、呼吸に集中することです。ゆったりと呼吸を繰り返し、その呼吸に意識を集中します。雑念から離れるためです。もし、呼吸以外のものに意識が向いてしまったら、また呼吸に意識を引き戻して、ゆっくりと深呼吸を繰り返しましょう。

でも慣れないうちは、「呼吸に意識を集中しろ」といっても、なかなか難しいかもしれません。そこで、呼吸に合わせて肺とお腹が膨らんだり縮んだりすることを意識して、酸素が血管を通って全身に行き渡るようなイメージを持つとよいでしょう。

とはいえ、それでも雑念が浮かんでくると思いますが、そんなときは雑念に対して、心の中で「うん、そうだね」と唱えて、やりすごしてしまいましょう。否定するとかえって残ってしまうので、肯定してしまうのが大事です。すると、やがて雑念は消えていくはずです。それからまた呼吸に意識を戻していけばよいのです。

◆どのくらいの時間、やったらいいのか

最初は三分から五分程度を目安にしましょう。慣れてきたら、徐々に時間を延ばして一〇分くらいを目安にします。もちろん、時間がないときは、もっと短時間でもいいと思います。

◆実際の呼吸法

人間は、感情的になったときには呼吸が浅く、速くなっています。「呼吸が速くなっているな」と感じたら、意識してゆっくりと呼吸をするように心がけましょう。すると、怒りや不安が収まってきます。こんなふうにして、呼吸の仕方で感情をコントロールするのは可能なのです。

呼吸は、吐くほうを長めに五～一〇秒程度、吸うほうを二～三秒くらいで短めにします。十分に慣れて習慣化するまでは、腹式呼吸のように、意識して腹筋を動かす必要はありません。腹筋を意識すると、自分の心の中を見通すのがおろそかになります。呼吸の速さだけを意識して、できるだけゆっくりと呼吸を繰り返してください。

慣れてきたら、呼吸をしながら数を数えるのもよいでしょう。ゆっくりと息を吐きながら、「ひと～つ」「ふた～つ」と数えていくのです。声に出す必要はありません。一〇まで数えたら、ゆっくり息を吸って、また吐きながら数えていく方法です。

また、自分の呼吸を観察するだけの方法もあります。それは「鼻」のてっぺん辺りを意識して、鼻からゆっくり息を吸い、吐く方法です。吸うときに鼻から空気が入って、口から出ていくことを観察し続けます。できれば五分から一〇分ほど行ってください。

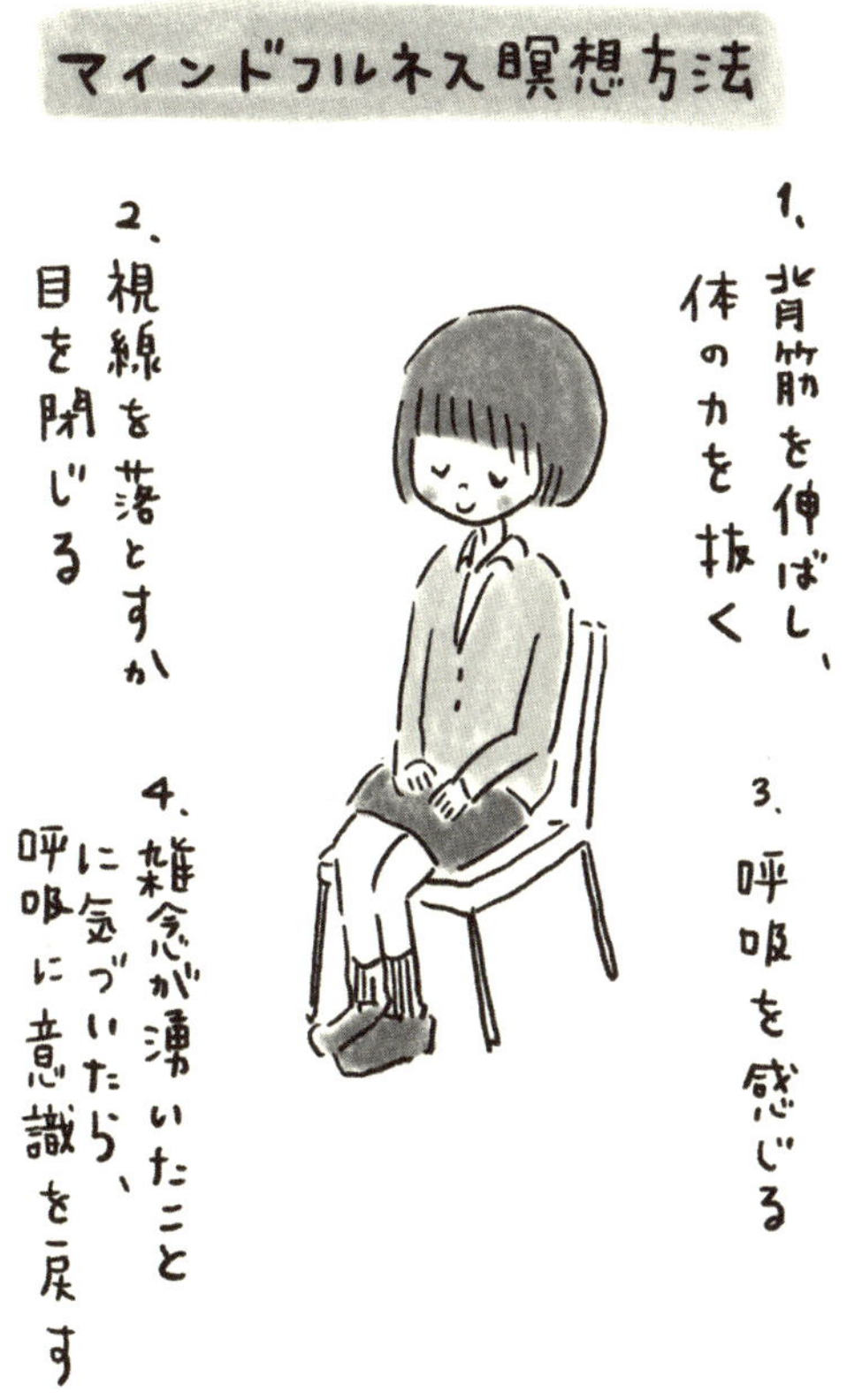
マインドフルネス瞑想方法
1、背筋を伸ばし、体の力を抜く
2、視線を落とすか目を閉じる
3、呼吸を感じる
4、雑念が湧いたことに気づいたら、呼吸に意識を戻す

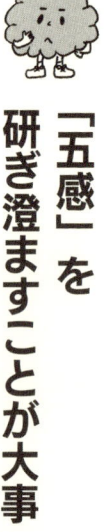

「五感」を研ぎ澄ますことが大事

呼吸法や瞑想は極めて有効という前提のうえで、私があえて提唱するのは、例えば、**何か〝事が起きている現場〟に足を運ぶこと。こんな形の「行動するマインドフルネス」も有効となります。**

これは、脳の構造が「感覚」と「行動」の二つで成り立っているからです。人間が生まれてきたときに、脳の中でまず働くのが「感覚」と「運動」の分野で、思考などは、それから派生していくものだからです。

マインドフルネスは、自分の存在を強く意識することによって、脳の「感覚」を研ぎ澄ます方法ですが、「感覚」をキャッチするためには「動いてみる」ことが大事なのです。

「感覚」は「感受性」と言い換えてもよいでしょう。例えば外気にふれたときに感じる皮膚感覚なども、このひとつです。

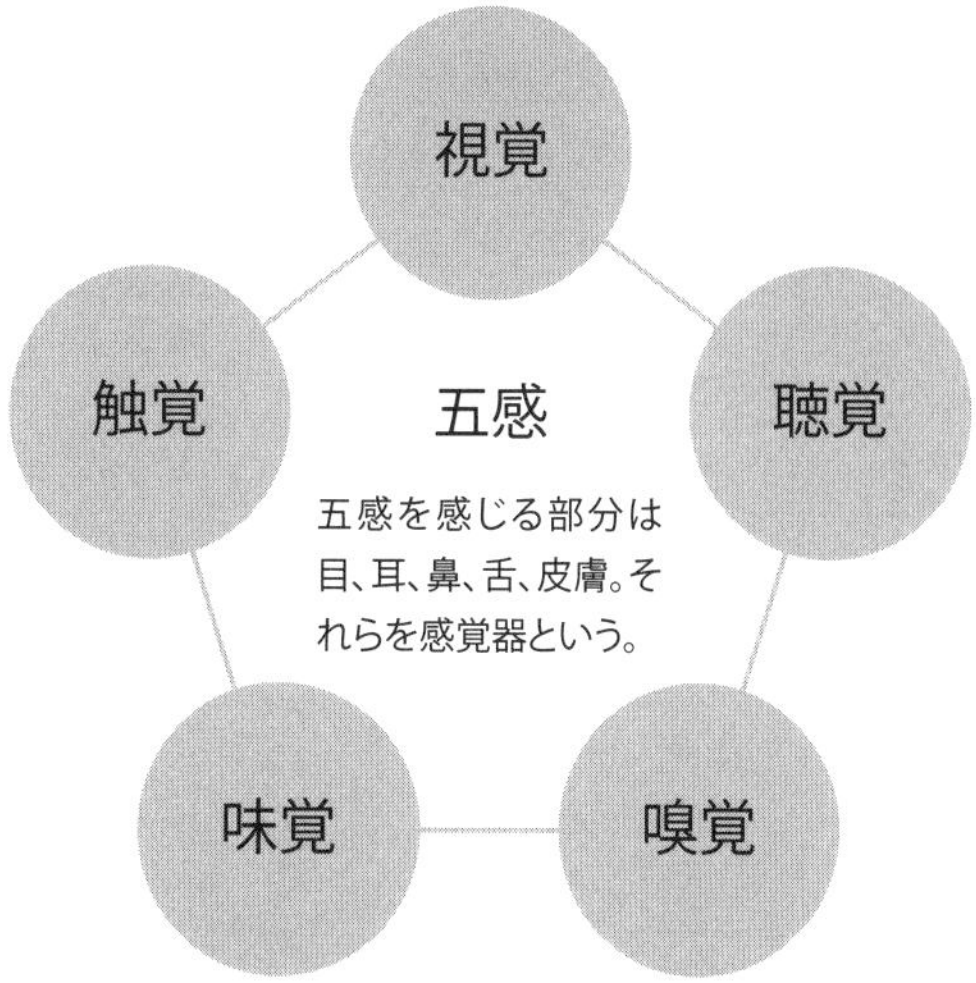

「感受性」は「五感」によって育まれます。「五感」は、動くこと、外界と接触することで生まれます。そしてまた、感覚が生まれるから、動くことができるのです。しかし動かなかったら、空気や外気温などの情報が皮膚に伝わりません。

「動く」というのは、運動することだけに限らず、例えば服を着たり脱いだりすることだけでも、その時々で皮膚や体に伝わる感覚が違ってきます。**感覚に変化が起こらないと、脳は刺激されません。**視覚や聴覚も同じ、実際に見たり聴いたりすることによって、感覚が生まれるのです。

このように、「感覚に作用して脳に刺激

を与える」のも、マインドフルネスの目的のひとつです。動くことによって感覚が生まれ、動き続けると、脳に「エッジ効果」が生まれます。何かをする前と後では、感覚が違います。その差が脳を刺激するのです。

しかし、悩みを抱えている人のほとんどは、「感覚」が鈍っています。行動しないから、「五感」が麻痺して、外界の情報が入ってこないのです。

すると脳は、自分の中にある記憶をたどって働くようになり、「悩み」につながっていきます。新しい情報がないので、同じ回路をぐるぐる循環する「ダラダラサイクル」に陥る。これが悩みを生み、やがて「悩むために悩む」といった悪循環につながっていくのです。

マインドフルネスは「自分がいま生きている」ということを自覚することです。この自覚が、感覚を鋭敏にすることにつながります。**毎朝、目覚めて動いてみて、「ああ、自分は生きてるんだな」と感じることが、マインドフルネスになるのです。**

つまり、マインドフルネスの本質は、「新しいことに向かって自分をリセットする」ということだと私は考えています。それは、「今日一日、自分が生きたことの価値」を見つけることでもあります。

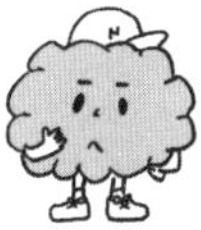

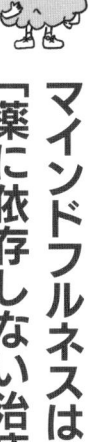

マインドフルネスは「薬に依存しない治療」

現代脳科学の分野では、脳の病気に関しては、「薬に依存しない治療」が重要視されるようになっています。それはライフスタイルを重要視するという考え方です。

例えば、がんという病気なら初期段階では手術で切除します。そして抗がん剤などで生命を永らえさせることもできますが、こと脳に関しては、「日常のセラピー」、つまり「ライフスタイル」と「ノーファーマ・クリティカル・セラピー」という、「薬を使わない治療」が重要という認識になっているのです。

では、薬に頼らずに、どうやって治療をするのか。それは**「ライフスタイル」を重視すればいいのです。そもそも人間は、太古の昔からマインドフルネスの生活をしていたからです。**文明が発達する以前は、自然のリズムのままに、人間は生活していました。

いまふたたび、「二四時間のサーカディアンリズム」を取り戻し、朝昼晩という地球の自転のリズム、春夏秋冬という太陽の公転のリズムと、自分の脳内リズムを合致させていくことです。

マインドフルネスの目的は、ここにもあります。こういう自然界の流れに対して、私たちはそれに逆らわないように、日常をコントロールできているか……。

例えば睡眠の問題でも、積極的によりよい眠りを求めているのか、または、働いて疲れて寝るしかないのか――この違いは大きいのです。

「自分で知覚する」ということが、脳の健康を保つために、とても大事になります。極論すれば、自分の体にがん細胞を増殖させたり、うつを引き起こすのは、「そういうものをもたらす生き方がある」ということです。ストレスタイプの人間になってしまうか、ならないかは、健康体でいられるかどうかに、大きな差が生じるということです。「生き方」というのは、毎日のこまごまとした生活の仕方、その積み重ねでもあります。

呼吸の仕方を変えてみたり、入眠や起床時間を見直してみたり、食事のバランスを整えることで、免疫力がついてきます。

私が少年時代一緒に過ごした祖父は九七歳まで元気に暮らしましたが、あるとき、「なぜ祖父は、そんなに健康でいられたんだろう」

と考えたことがあります。持って生まれた健康体という要素は否定できませんが、それは免疫力が高かったということと同義だと思っています。

祖父は、漁師ですから、始終、小さな怪我をします。しかし、傷が治るのが異常に早かったのです。私は医師になって、「白血球の数値が低い人は長生きしない」「白血球の数値が高い人は抗菌作用も高い」と教わりましたが、まさに祖父は、その見本のような人だったのです。

漁師の朝は早いので、祖父は夜の八時ぐらいには床についてしまいます。私もそれにつき合って床に入り、朝の五時半には起きていましたが、その時間、祖父はとっくに船を出していました。まさに「入眠」と「起床」の規則正しいサイクルが、祖父の健康を支えていたのです。

column 3　簡単に視点を変えることができる理由

私は、いま自分が捉えている視点を、簡単に別の角度や見方に変えることができます。それは私が脳科学者だからではなく、漁師の祖父に育てられたからです。

毎朝、祖父といっしょに海に出て、海から陸地を見ることが、小さいときからの日課になっていました。海から陸を見るのと、陸から海を見るのでは、目にする景色がまったく違います。

堤防の上でよく寝転んだりもしていました。浜から海に向かって100メートルほどの長い堤防があるのですが、そこへ行くと、凪《なぎ》のときは、自分がまるで海の中にいるような感覚になるのです。いつもその状態で陸を見ていました。だから視点を変えることには、まったく苦労しません。

そんな経験があるので、東京に出て来てからは、東京タワーを手はじめに、とにかく高いところに上って、違う角度から街を眺めるようにしました。あるいは、勉強のかたわら、農業体験もしました。いままでやっていないこと、新しいことをやってみるのが好きなのです。

そしてそのことによって、視覚系が刺激されるだけでなく、運動系脳番地の感覚も鋭くなったと思っています。

第5章

脳番地を知って、弱っている番地を徹底ケア

脳番地の活動リズムが崩れている

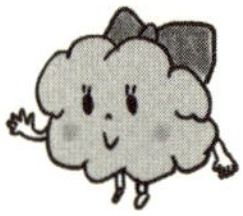

脳を接待する方法として、「睡眠」、「呼吸」、「マインドフルネス」を紹介しました。これらを生活習慣にすることで、脳内リズムが整い、ストレス耐性も強くなります。

この最終章では、さらに脳を積極的に働かせて、いきいきと活動するための、「脳番地」の育て方を紹介します。

脳には八つの脳番地があると述べました（38ページ参照）。どの脳番地にも、番地ごとに適した使い方があり、その脳番地の使い方が、その人の生活様式や活動リズムを決めています。脳は、八つのエリアがお互いに複雑に連携しながら働いていますが、これらの脳番地をバランスよく働かせることが、脳を健全に保つために重要なのです。

脳の活性化にいちばん大きく影響するのが、聴覚系脳番地と視覚系脳番地です。目を閉じると、視覚による入力がなくなります。聴覚を使って聞くことで情報を得ることもありますが、聴覚系脳番地での情報収集量は、視覚にはかないません。これは、聞きたくなければ聞かないということが可能だからです。もちろん、見たくなければ見ないことも可能です。要するに、**見ざる、聞かざるは、脳の成長には決してプラスにはなりません。**

人間は、ものが見えない、聞こえないときに悩みや心配事が大きくなる傾向があります。視覚系や聴覚系の脳番地が働かないので、思考系や記憶系の脳番地に頼らざるを得ません。ところが、目と耳で実態が正確に把握できないので、疑心暗鬼になってしまうのです。ごく簡単にいうと、これが悩みを肥大化させる原因です。

聴覚系脳番地よりも視覚系脳番地が脳内リズムを調整する最大の役割を果たしています。とくに起きているときは、人間は視覚系脳番地に頼って意識を保っています。脳の中にある脳幹網様体は刺激を受けて活性化します。その覚醒レベルは、光を浴びることでとくに活性化するのです。

しかし、**視覚系脳番地が活性化されないと、思考系脳番地に負荷がかかり、過去の記憶系脳番地や感情系脳番地にアクセスしたりして、徐々に脳内リズムが崩れやすくなります。**では、思考系脳番地のリズムを保つには、どうすればいいのでしょうか。

それは「考えない時間をつくる」こと。とはいえ、何もしないでボーっとしていればいいというわけではありません。**視覚系脳番地を使う時間を増やすと、人間は楽しさを味わうことができます。「遊ぶ子は元気な子」といいますが、よく遊んでいる子は、視覚系脳番地を使っているのでますます元気になります。**

ところが、いまは誰もがスマホを持っていて、始終、それをいじっています。延々と同じものを見続けるのは、眼球をほとんど動かさず、狭い視野で同じような視覚系の刺激だけを頻繁に使うことになります。すると脳はさぼり癖を発揮して、それに〝安住〟してしまうのです。

ゲームで育てた視覚系の一部にさらに刺激が加わることで、楽しさも倍増する反面、それ以外の脳番地が働きにくくなり、ゲーム以外のことに興味を失ってしまいます。そして、いつのまにか、ゲームだけにのめり込んでいく、これは一種の脳番地の中毒症状といえます。

視覚系脳番地を使うことによる問題の発生は、最近の現象ですが、テレビが登場したときも、これによる弊害がささやかれました。テレビでも問題になったのは、「テレビを見すぎて、本来、やるべきこととの時間を奪う」ということだったのですが、**ゲームはテレビの比ではありません。時間を延々と奪うだけではなく、脳に一定の刺激し**

か与えないからです。

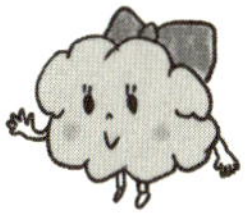

脳番地が限定的に使われる現代の社会環境

聴覚系番地にも、問題が発生しています。「聴く」というのは、脳を活性化するために大切なのですが、最近の若者は、人と会ってしゃべることをしません。直接、話せばいいことでもメールを送るので、心の機微が声を通じて得られないのです。

最近の脳研究では、対面のほうが、パソコンを介して接するよりも、左脳の理解系脳番地をより活性化するという報告が出てきています。

目の前にいる人に向かって「メールしてくれ」というような、本末転倒な話もあるようで、「会えばわかる」から「送ればわかる」という変化が起こっています。**会話を交わして、お互いを理解し合わないと、人間同士のコミュニケーションは深まらない**

のは、脳科学的に正しいのです。

さらに運動系脳番地にも問題が発生しています。現代人は、ひと昔ほど体を動かさなくなりました。ろくに歩かないし、日中の仕事は机の前に座ったままというのがほとんどです。これでは体力が衰えますし、運動機能にも障害が生じます。あまり体を動かさないと、運動系脳番地は、「体を動かすのは自分のやることではない」と判断し、ますますさぼってしまうのです。

また、**運動系脳番地を怠けさせると、理解系脳番地にもさまざまな弊害が生まれます。**

二つ以上のことに注意が向けられず、同時に二つ以上のことを処理することが極端に苦手になっていきます。これは理解系にある注意機構が弱っているためと考えられます。左右の手足を使って運動すれば、注意力が向上することを忘れないでください。

現代人はとかく、その場で動かずに情報を得ようとします。しかし、「動いてナンボ」「足で稼ぐ」という言葉もあるように、ひと昔前は直接相手に会って、そこから情報を得ることが主でした。本来、人間の脳は、そう指令しているはずなのです。

ところがいまは、運動量と情報量が比例しない時代になってきました。理解系は物事を統合するエリアです。バーチャルなネット空間にあふれた情報は、正しいものばかりとは限りません。**不確かな情報が続くと、何が正しいのか、理解系脳番地が混乱するのです。**

事実、ネット上にあふれる言葉には、匿名を笠に着た無責任なものが多く、そのほとんどに重みがありません。自分が足で稼いで得た情報ではないにもかかわらず、どこかで誰かがいっていた言葉が、そのまま自分の言葉であるかのように、脳は錯覚してしまうのです。

こんな形で、脳番地をまんべんなく使う機会が、どんどん少なくなっています。人類史上、類を見ないようないびつな形で脳を使っているのが、現代社会なのです。

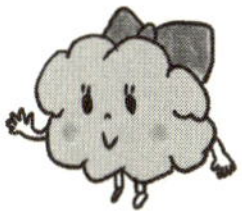

脳番地の基本は「感覚系」と「運動系」

「脳は、同じ番地を使い続けると、その番地が疲れる」と述べました。また「使わないで、休ませすぎても疲れる」のです。**しばらく使っていなかった番地を、新たに使おうとすると動きが悪くなっているため、以前よりはるかに疲れるという状態に陥ります。**

人間は生まれたときには、感覚系と運動系の脳番地がまず成長しています。さらなる成長とともに、ほかの脳番地が成長してくるのです。

ということは、この二つが、脳活動の基本だということです。感覚系が、情報の基本的な入力（インプット）をして、エリア出力（アウトプット）するのは、主に運動系の脳番地です。

しかし、**成長とともに、人間は「意思」を持つようになります。インプットされた情報を吟味して考えるようになります。そしてアウトプットする。ここで伝達系脳番地と思考系脳番地が働きます。**

最初は、情報の入力は感覚系が中心で、感覚系を介して感情系に伝わったり、成長とともに視覚系、聴覚系も大きな働きをするようになります。さらに、入力された情報は、海馬を中心とした記憶系や、扁桃体を中心とした感情系に蓄えられます。これらを統括して、理解系脳番地が、情報の処理を高度化していきます。

八つの脳番地のほとんどは、インプットかアウトプットの、どちらかがメインになるのですが、中でも感情系脳番地だけは、インとアウトの両方に等しく働きます。「あの人はそういう感情を持っている」という他人に対する感情がインで、その結果、「私はあの人が苦手だ」という自分自身の感情をつくり出すのです。

また**感覚系と同時に、運動系脳番地も大切にしなければなりません。**じつは母親の胎内で発達する脳番地はこの二つしかなく、これらが人間の生命活動の基本になっているからです。

人間は胎内で、皮膚感覚で感じた母親とのつながりを基に、感覚系を育んでいきます。同時に、胎内で「自分の体を動かして」情報を得ます。

人間に限らず、生物が情報を得る基になるのは「五感」です。五感とは人間が持つ感覚器官のことで、視覚、聴覚、嗅覚、味覚、触覚を意味します。

人間は、この五感の感覚を使わなければ、外からの情報を得ることはできませんが、しかし五感のうち「触覚」以外の「聴く」「見る」などのほかの脳番地は、誕生したあとに育まれてくるのです。

またその**五感は運動系脳番地を使わなければ、正確な情報を入手できないようになっ**

ています。というのは、人間はそもそも、いろいろな現場に出向いて、そこで起きる出来事に遭遇し、人と会って、話して、あるいは現場の空気を感じなければ、正確な情報が得られないような存在になっています。運動系脳番地が最初に発達したということは、そういうふうに人間がつくられているからなのです。

再三述べているように、現代人は現場に出かけることなく、インターネットなどのバーチャルな空間の中だけで得た情報を基に判断し、行動することが多くなりました。しかし、この**〝現場感覚の喪失〟が、脳に大きな弊害をもたらしているという事実があります。**

ちなみに、「親の育て方がよかったから、あの人は感覚的に優れている」などといわれる人がいますが、脳画像で診断すると、感覚系が発達している人と、そうではない人との違いはすぐわかります。発達障害の人は、総じて感覚入力が弱いのです。ときどき過剰に反応したり、暑いのに寒いといったりして、環境との乖離を起こすのも、感情系脳番地の発達が未熟で不完全な状態によるものといえます。

記憶は繰り返すと脳に定着しやすい

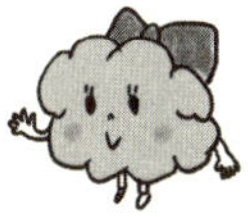

記憶系脳番地に話を移しましょう。

記憶にはいくつかの種類があって、例えば運動記憶は長く定着します。いったん自転車に乗れるようになれば、乗り方を忘れることはありません。ただし、久しぶりに乗ったときにうまく乗れるかどうかは別の問題です。

以前、航空関係の会合に出席したときに聞いた話ですが、航空機もしばらく操縦していないと、操作がおぼつかなくなるので、一年に何度かは実地訓練をするそうです。実際、**使っていないと、脳も筋肉も、安全に操縦する技術を忘れてしまうのです。**これは車の運転でも同じでしょう。

また、記憶の中には言語記憶と視覚記憶があります。言語記憶に対しても聴覚系脳番地がとくに関係しています。

聴覚記憶に関しては、「あの日、あの人がこういった」などと、日にちもその場面も覚えていることがありますが、その一方で、視覚記憶に関しては、映像は覚えているものの、時間が曖昧になったりします。

それは、脳番地のメカニズムによるもので、**時間を覚えること、映像を覚えること、聴いたことを覚えることは、脳の違う場所で処理されるから**です。それらを同時に結びつけられなければ、正確な状況説明はできないのです。

視覚映像においても、実際はAさんがいたのに、Bさんがいたと錯覚することがありますが、これは、人間の視覚記憶が曖昧なためです。写真で撮った場合のように、完全には再現できないからです。

これを防ぐ方法は、記憶を反芻することです。**「あれ、どうだったかな?」と思いつくたびに、正確な記憶をたどるのです。これを繰り返せば記憶の中に定着して、正しい記憶を呼び戻すことができます。**

世の中の「記憶名人」といわれる方は、多かれ少なかれ、記憶を繰り返して定着させています。

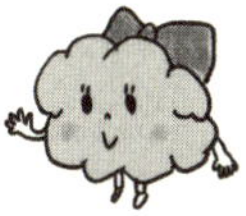

目的を持つと脳は伸びていく

「脳はマンネリ化しやすい」と前述しました。**脳は楽をしたがりますから、使いやすいものほど、マンネリ化してしまうのです。**

新しいことを学習する場合、脳は、それを楽しいと感じなければやろうとしません。新しいことをすると酸素の消費量が多くなるので、脳にとっては苦痛になります。そこで「楽しさ」で、脳の苦痛をごまかさなければなりません。

「楽しさ」とは、モチベーションです。私は、自分自身が「イヤだな」と感じるときは、モチベーションが下がっているのだと判断しています。そこで、「これをやることのメリット」を考え直すようにしています。

それによって、「こんなのやっても仕方ないよ」という、ネガティブな気持ちを打ち消す。**「脳は未来には貪欲」なので、新しいことの学習をメリットに変えてしまえば、目的が見えてきて、活発に働くようになります。**

つまりこれも、一種の「脳の切り替え」です。ものの見方を変えて、本気で「自分のため」を考えるのです。「どうして?」と思うと、「こんなことに意味はない」という形で、目的にたどり着きません。これは私自身が行ってきた「脳のサバイバルのための接待術」です。

私が脳研究を続けてきたのは、自分のうまく働かない脳のために成果を役立てることが第一の目的でした。とにかく自分のためと考えていたので、愚痴をこぼす必要もなく、時間があったら、さっさと行動したほうが得というわけです。

「面倒だな」と、自分にブレーキをかけながらやる状態は脳にとっては不健康です。他人のためにやっていると、面倒だと思うようになるものですが、自分のためにいきいきとやったほうが健全ではないでしょうか。車にたとえれば、ノッキングを起こしている状態は好ましい脳の状態ではありません。

気持ちが行き詰まった状態から脱出するには、自分の進むべき道路(考え方)を見つければいいのです。ネガティブな考え方ではブレーキを踏みっぱなしになりますが、ポジティブに切り替えれば、アクセルで加速できます。これも、脳が成長したがっているからです。

脳の成長とは、絶えず情報が入り続けていることです。しかし、情報は、努力し、行動しなければ手に入りません。

小児科医時代、ベッドに横たわっている子どもたちを診てきました。寝たきりのままでほとんど養育されなければ、何年たっても成長が見られません。体は大きくなるけど、脳は成長していかないのです。しかし、体が不自由でも、積極的な養育環境を与えられた子は、たゆまず脳が発達していくのです。人の脳の不思議を、私は子どもたちから教わりました。

年をとった方も脳が成長するこの法則は同じです。まず、自分にとって受け取りやすい情報をインプットすることから始めましょう。例えば健康に関する知識や、ご家族に関する情報などは熱心に収集できるはずです。

しかし、例えば、耳が不自由な方を相手に聴覚系脳番地を働かせることをすすめても無理があります。その場合は、ものを見ることによって視覚系脳番地を刺激する。見えない場合は、触ればいい。聞くことも見ることも触ることも、それぞれの「五感」を通して感情系脳番地を刺激する効果があります。

脳番地が働きやすい環境をつくる

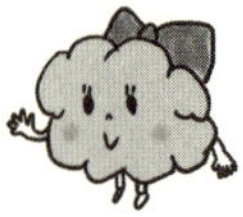

大切なことは、「すすんで脳を接待する」ということです。「やらされた」という気持ちではなく、「自分で選んだ」という感覚が大事です。そうすれば、脳へのブレーキもアクセルに変わります。

ネガティブな気持ちは、発想が広がらないから、脳番地の働きを狭めます。 しかし、例えば音楽を聴いても、「イヤな音だ」と思うのと、「すばらしい旋律だ」と感じるのでは、聴覚系と感情系の脳番地の動きが大きく違います。可能な限り、プラス感情を持つことが大事で、いろいな脳番地が働きやすい環境をつくる準備をすることが、脳の接待になります。

自分なりに「儀式」を設けることも役立ちます。例えば、お茶の作法や密教の儀式、あるいは、お経を唱えるのも、「さあ、これから接待しますから、脳よ、目覚めてください」と告げるためのセレモニーなのです。日本古来の儀式は順序だてて行われますが、手順を追うことによって脳を切り替え、ベストに働かせるためのものなのです。

しかも、こういった儀式には、脳が働かずボーっとしていくことを防ぐ効果がありま
す。脳が「どう動けばいいか」を告げる手順をつくるからです。**いろいろな手順を脳に当てはめることによって、脳の〝さぼり癖〟を防ぐ効果が生まれることになります。**

もちろん、人間には集中する時間と、ダラダラする時間が必要でしょう。しかし問題は、それをどう上手に切り替えるか。いつまでもダラダラから脱出できないとなると問題です。

脳を休ませるには、ダラダラ状態から切り替えができるようにすること。例えば何かをする場合も、「これは何時まで」とか、「何時になったら始めよう」などと、明確に時間を区切ることが大切です。

時間を意識すれば、脳は効率良くオンとオフのスイッチを切り替えることができます。オフのときはゆっくり休んで、オンの信号が来たら働く姿勢にスタンバイするのです。できれば瞑想なども、時間を決めてやるといいでしょう。そうすると脳の中に切り替えスイッチが生まれます。

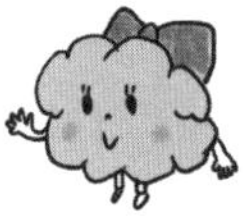

脳は使われない番地から滅びていく

脳は使われない番地から滅びていきます。とくに運動系脳番地は、てきめんにその影響が表れるエリアです。

両手でお手玉ができない不器用な人がいました。「運動音痴だ」とからかわれて、やらなくなりました。すると、ますますできなくなってしまうのです。

また、決して運動音痴ではないのに、速く走れないというだけで運動が嫌いになる人もいます。やればきっとできるはずなのに、それで運動から離れてしまうのはもったいないこと。

利き手と反対の運動系脳番地を使わないと、「発達性協調運動障害」が出やすくなります。右手と左手を交互に動かすことが苦手だったり、お手玉やボールのキャッチがうまくできないのです。明確な理由は解明されていませんが、そういう人は物事を一方的に考えやすく、人間関係も円滑に運べないことが多いようです。

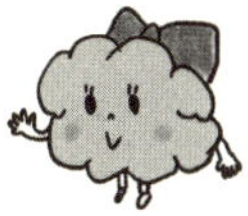

「脳内リズムを整える日記」をつける

「脳を接待」するためには、「脳内リズムを整える日記」が役立ちます。

「脳内リズムを整える日記」は、睡眠と日中の活動を再確認し、脳内リズムに合わせた健康的な生活リズムを簡単に見直すことができるように、私が代表を務める株式会社脳の学校が作成しました。

多忙な毎日を日々振り返り、睡眠時間のコントロールをはじめ、地球の自転に伴う一日の移り変わりや周囲の自然環境の変化を意識しながら活動することは、脳内リズムを整えるために重要なフィードバックをもたらします。

便利で、忙しい現代であるからこそ、生活習慣を見直して脳と体が健全に働ける環境に導く工夫を取り入れるべきだと思います。これが私が「脳内リズムを整える日記」をつくった動機です。三か月九〇日間で、脳内リズムを整えることを目指しています。

◆「脳内リズムを整える日記」の書き方

理想としては朝と就寝前に書き入れることですが、時間のない方は、できるときだけにしてかまいません。

基本① 今日の日付の書き込みと天気の選択。

基本② 起きた時の気分を選択。

基本③ 起床時間の記入（時計の針も書き入れましょう）。昨夜から今朝までの睡眠時間も計算して記入。

基本④ 睡眠表の記入。起床時間と就寝時間を入れて、睡眠表に今日の予定や、今日の出来事を書き入れる。

基本⑤ 今日の目標を二〇字以内で記入。難しく考えず「今日はこれ！」と思うことを書く。

基本⑥ 今日一日の「喜怒哀楽」の選択する。

基本⑦ 「脳内リズムチェック」をつける。

この脳内リズムチェックは、人または自然との対話や時間概念の要素も考慮し、私たちの日常にある入力や出力の理想的な活動をリストにしました。もちろん私が提唱する八つの脳番地を網羅したものになっています。

毎日、活動を振り返り採点してください。継続する過程で自分の数値が見えてきます。高得点であるより、自分の基準値から下げないことを意識しましょう。

そして無理せず少しずつでよいので、チェックを書き込める項目を増やしていってください。

毎日の行動や習慣を知れば、自分の脳がどんな状態にあるのかがわかります。自分が普段、どういうリズムで生活しているのかを知ることは、「脳を接待する」ことにつながります。

また、こんなふうに継続的に日記を書くことは、脳によい習慣をつけることにもなります。**自己観察のために記憶を呼び戻すことは、それぞれの脳番地を育てるうえでも役立つのです。**

脳内リズムチェック

朝活チェック　／7点

□ 7時間以上眠った
□ 7時までに起きた
□ 自分で起きることができた（目覚ましでも可）
□ 朝食を食べた
□ 午前中から外出した（買い物・散歩・通勤など）
□ 外出するまでの間、時計を見て時間を気にした
□「おはようございます」の挨拶をした

夜活チェック　／6点

□ 20時までには夕食を食べ終えた
□ 家族や友人の話を聞いたり、会話をしたりする時間があった（電話・メールも可）
□ 寝る1時間前にはスマホ・PCを見るのを止めた
□ 明日何時に起きるか決めている
□ 今日1日を通して体調が安定していた
□ 23時までに布団に入った

自然との関わり　／5点

□ 鳥や虫を見たり、鳴き声を聞いたりした
□ 風が吹いていたか、いなかったか覚えている
□ 外で深呼吸をした
□ 植物の手入れをした
□ 空を見上げた（雲・朝日・夕日・星・月など）

昼活チェック　／7点

□ 昼食を食べた
□ 昼食後の午後も集中力を保つことができた
□ 眠気やだるさがなかった
□ 友人・同僚などと会話したり話し合ったりした
□ 新聞・ニュース・情報番組などから新しい情報を得た
□ 音楽やラジオを聴いた
□ 笑った、または誰かを笑わせた

運動チェック　／6点

□ いつもより多く運動する時間があった（外出・散歩・体育の授業・サークルなど、1時間以上の運動）
□ ラジオ体操など音楽に合わせて体を動かした
□ 階段や坂道を上り下りした
□ 万歩計で7000以上歩いた
□ 家事をした、または家事を手伝った

合計

／30点

脳内リズムを整える日記

月　　日（　　）　☀ ☁ ☂

起きたときの気分

○とても良い　△ふつう　×悪い

起床時間

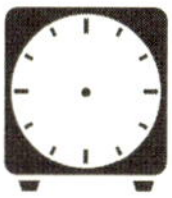

＿＿時　＿＿分

睡眠時間

＿＿時間

今日の目標　※20字以内で書きましょう

＿＿＿＿＿＿＿＿＿＿

＿＿＿＿＿＿＿＿＿＿

＿＿＿＿＿＿＿＿＿＿

就寝時間

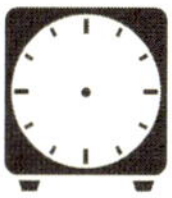

＿＿時　＿＿分

今日1日を喜怒哀楽で表現するなら?

喜 怒 哀 楽

睡眠表	今日の予定・出来事
0:00	
1:00	
2:00	
3:00	
4:00	
5:00	
6:00	
7:00	
8:00	
9:00	
10:00	
11:00	
12:00	
13:00	
14:00	
15:00	
16:00	
17:00	
18:00	
19:00	
20:00	
21:00	
22:00	
23:00	
24:00	

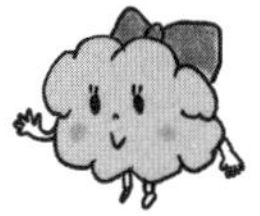

漠然とした脳トレではなく「脳番地トレーニング」をしよう

「脳トレ」は、同じようなところばかり鍛えがちであると同時に、鍛え方にも問題があると述べました。そもそも〝脳のトレーニング〟というのは、「脳に上手に働いてもらう」ためにするものです。そうだとすると、単純な脳トレで貴重な時間をつぶさずに、**「脳内リズムを整える日記」で明らかになった自分の脳内リズムに対して、的確なケアをするほうが、よほど効果があるはず**だと、私は考えます。

じつは、「脳内リズムを整える日記」は、目標設定の日記でもあります。脳は機会を見つけては成長しようとする性質があります。だから「脳には未来が必要だ」といわれるのです。目標設定は、その絶好の機会です。

では、どのように脳を接待すれば、脳に機嫌よく働いてもらえるか――脳番地の働き方に即して、目標ごとに例を挙げて、見ていきましょう。

◆接待①……悩みの基になる思考系脳番地を休ませる

「マインドフルネス」は、脳を休ませるのに有効です。これに没入して考えることをストップできれば、脳は休息できます。しかし、慣れないうちは、そう簡単に「無の境地」になれないのが普通です。むしろ、考えまいとすればするほど、雑念が湧いてくる。それが初心者にとって厄介なところなのです。

そこでまず、脳ができるだけ考えない状態に自分を追い込みましょう。それには精一杯体を使って、汗をかくことです。汗をかくぐらいの運動をしているときは、あまり余計なことを考えていないのが普通です。

それに、運動で心拍数を上げれば脳に向かう酸素は減少し、いま使っている運動系脳番地に優先的に酸素が供給されます。ほかの脳番地は〝お休み状態〟になるので、脳が休息できるというわけです。

◆接待②……乱れがちな感情をコントロールする

感情が乱れるのは、感情系脳番地のバランスが崩れているからです。感情系脳番地では、自分の気持ちは左脳がつかさどり、他人の気持ちを推し量る要素は右脳がつかさどっています。しかし、なんらかの理由で、そのどちらかだけが優位になると、右脳と左脳がアンバランスな状態になります。

例えば、八方美人的な性格で自分の意見がいえなかったり、優柔不断な性格だったりする人は、感情系脳番地の働きが右脳に偏っているかもしれません。

逆に、自己主張が強かったり、瞬間的にキレてしまうような人は、左脳が強く育っていて、右脳が未熟な状態にあります。他者とのふれ合いがないまま生きてきたために、右脳が未発達になってしまったのでしょう。

右脳に偏っている人は、できるだけ、物事を論理的に考える練習をすること。すると左脳が育ってきます。

反対に、左脳に偏っている場合は、いい景色を見たり、花や緑を眺めたりして、自然のリズムの中に身を置くことです。よくいわれるように、日頃から芸術や音楽、絵画などを鑑賞して、〝穏やかな心〟をつくるようにするのもいいでしょう。

◆接待③……集中力を高めて脳を清明にする

集中力を高めるのに必要な能力は、感情をコントロールする能力です。つまり、感情の乱れを防げれば、自然に集中力は高まっていきます。

感情の乱れを防ぐ方法のひとつは、先に挙げた右脳と左脳のリレーションシップを大事にすることですが、同時に、酸素交換に気をつけることも大切です。

血液があまり脳に届かないと、酸素が不足し、うまく酸素交換ができません。その結果、脳はパニックを起こして、イライラしたり、オロオロするといったマイナスの感情が生まれてしまうのです。

これを防ぐ方法は、ゆっくりと呼吸をすることです。会議や大事な発表の前に、人は大きく深呼吸をしますが、それは脳科学的にも理にかなっているのです。

普段、一分間に一二回のペースで呼吸をしているとしたら、もう少しゆったりとした呼吸に変えてみましょう。できれば一分間に六回、あるいは五回くらいの超スロー呼吸に変えてみると、よりよいと思います。

◆接待④……粘り強く働く脳にする

これも集中力と同様に、脳の酸素交換を積極的にはかることです。同じ脳番地で酸素を使い続けると、脳は疲れて、作業を中断したくなります。しかしそこに、たっぷりと新鮮な酸素を運んであげれば、脳はリフレッシュして、また作業を続けようとするのです。

また時折、脳の働きを切り替えるのも有効です。例えば作業の手を少しとめて、あえて違うことをやってみるのです。いったん切り替えれば、脳は前の作業を続けることをイヤがりません。

脳は「疲れること」「飽きること」が嫌いです。そうであれば、疲れさせなければいいし、飽きさせなければいいのです。疲れさせないように、たっぷりと酸素を与え、飽きさせないように、適度に働く場所を切り替えてあげればいいのです。

◆接待⑤……物忘れが増えてきた脳に元気を取り戻す

脳には容量がありますから、新しい記憶が入ってくると、古い記憶の中であまり引き出されていないものは、消去されてしまいます。

しかも、単純に「物忘れ」といっても、〝どうしても覚えていなければならないもの〟は、案外、記憶の中に残っているものです。忘れてしまう事柄は、覚えていても仕方がないことがほとんどなので、物忘れを気にしすぎることはありません。

ただ、始終、大事なことまで忘れてしまうというのであれば問題です。こんな場合は、折を見て、そのときの記憶を思い起こし、記憶系脳番地を働かせてあげることです。

また、覚えることがたくさんあると、脳は混乱しますから、絶対に覚えておきたいことを、1から優先順位をつけて、順番に覚えていくといいでしょう。

その場合は、時間の経過や、場所などの記憶を一緒に整理しておくことです。できれば映像や絵画のようなビジュアルと結びつけたほうが、単純な「事柄」として覚えるよりは、記憶の定着率が増すはずです。

そして、どうしても思い出せないときは、「あいうえお」と順番にたどって、最初の一文字を探すのです。最初の一文字が思い出せれば、記憶にたどりつきやすくなります。

これは聴覚系脳番地を使って、記憶中枢にたどり着く方法で、習慣にすると、脳の活性化にかなり有効です。

◆接待⑥……記憶力に優れた脳をつくる

これは、覚えようとするときに、しっかり記憶を定着させることが大事となってきます。例えば人と会ったとき、その人の名前や会話の内容だけでなく、いつ頃、どこで会ったかも一緒に覚えるようにするのです。これにより聴覚系と同時に、視覚系、記憶系の脳番地も働きます。

すると、何かを思い出そうとするときには、三つの脳番地から引き出せるようになります。

◆**接待⑦**……文章の読解力と理解力に優れた脳にしたい

これには、文章を読むトレーニングと、言語の中身を理解するためのトレーニングの両方が必要です。

速く正確に文章を読みたいのなら、伝達系と理解系の脳番地をうまく働かせるしかありません。そこで私は、新聞や雑誌をこんなふうに読んでいます。

●まず、記事の概要をつかんで、全体像を頭に入れる。
●この記事を読んで、読者はどんなことを考えるか、読者の反応を予想する。
●この記事が、社会的にどんな影響を及ぼすか、あるいは自分にどう関係してくるかを考える。

この読み方は、脳に「目的」を与えます。脳は目的を与えられると活性化するので、とても良い脳番地の訓練になります。

そして、音読をして誰かに聞かせたり、あるいは、自分の理解をより深めるために、あえて音読をする場合もあります。

音読は、運動系脳番地を使ううえで、とても有効です。顔の筋肉や唇の動きは、即座に脳に伝わるからです。

また、和歌や俳句、詩や歌などを暗記したり、それを声に出すことは、記憶系脳番地を鍛え、また会話をつかさどる伝達系脳番地との連携を強化します。

◆接待⑧……すらすら書けるような脳にしたい

漢字や書道で文字を書く作業は、運動系だけでなく、視覚系脳番地の活性化に役立ちます。見たり、眺めたり、書いたりすると、文字の形を分析する視覚能力が高まるので、速読にも役立ちます。

また、人の話を聞きながら、書く場合もあるでしょう。これは聴覚系と運動系の連動性を高め、脳に大きな活性を与えます。その結果、人の話がよく理解できるようになります。

◆接待⑨……相手の気持ちがすぐわかる脳にしたい

このために大事になるのは観察力です。例えば初対面の相手が何を好むのか、いま、どんな気持ちでいるのか、あるいは何が好きで、何が嫌いなのかなどは、相手をよく観察しなければつかめません。観察力を養えば、視覚系、記憶系、感情系、伝達系など、たくさんの脳番地を駆使するので、脳の活性化にはとても有効です。

直接会った相手だけでなく、例えば電車の中で、向かいの席に座った人の様子を観察して、「どんな性格なのか」「どんな生活をしているのか」などを想像してみましょう。ただし、あまりジロジロ見ると失礼になるし、場合によってはストーカーと間違われたりすることがあるので、ご注意ください。

おわりに

脳に「心地よい」と感じさせるために

本書は、「睡眠」「呼吸」「マインドフルネス」によって、脳内リズムの整え方を紹介してきました。

しかし、もうひとつ大事な要素があります。それは「脳を楽しませる」ということ。じつは、この視点を欠くと、接待は中途半端で終わってしまうかもしれません。

「脳は成長する目的を見つけたがる」ものですが、「脳を楽しませる」というのは、「目的を見つけてあげる」ことです。あるいは脳の「自己実現のよろこび」を助けてあげることと言い換えてもいいかもしれません。

人間は自己実現を自覚できないと、楽しいと思えないものです。自分の存在価値や〝立ち位置〟が見つからなければ、たとえお金があったとしても、満足感が得られません。

これは、脳がそうなっているからです。
「焦り」も同じです。じつは、その正確な原因は見つからないことが多く、案外、睡眠不足が原因だったりすることもあるのですが、焦ると自分を振り返ることができません。すると、脳も働かなくなります。そうならないためには脳に「目的」を与えて、脳を楽しくさせてあげることです。

脳を楽しくさせる方法としては、自分自身の行為による結果という面もありますが、案外、他人が与えてくれるものでもあります。

そこでマインドフルネスを実践するときに、「今日一日の自分」を振り返るとともに、「今日一日を支えてくれた周囲に感謝」してみてください。「感謝の気持ち」を習慣にすれば、「よろこび」が生まれてくる余地が高くなるからです。

そもそも人間のモチベーションは右脳の前頭葉から生まれます。しかも、周囲に対する「感謝」や「共感」の気持ちが強まると、ますます使命感や、やる気のスイッチが入りやすくなるのです。だからこそ私は、「右脳のスイッチは感謝」と唱えているのです。

人間が社会生活を送っている以上、他人の影響を無視して生きることはできません。

そこで、今日一日を支えてくれた周囲に感謝するようにすれば、「よろこび」の度合いが深まっていき、脳は楽しみを感じるようになるのです。

脳の快楽、欲望と休息

脳には、いったん快楽を覚えると、もう一度、それをしたくなるという性質があります。これを「繰り返し効果」と呼びます。例えば成功体験を覚えると、脳は必ずそこを使いたくなります。その結果、学習効果が生まれるのです。

脳は成長したがりますから、脳にとって学習は「快」、「うれしいこと」です。反対に、ボーっとしたり、ダラダラしているときは「うれしくない」のです。刺激が足りないとフリーズしてしまいます。

ただ、その刺激にもいろいろあって、必ずしもいいことばかりとは限りません。例えば、一度悪事に手を染めると、癖になって繰り返すことがあります。お酒や煙草、ギャンブルなどの依存症も同じです。

甘いものに関しては、良い刺激なのか悪い刺激なのかは、微妙なところです。甘いものは前頭葉の働きを一時的に落ち着かせるので、緊張感をほぐす作用があります。だからリラックスしたいとき、気分転換したいときには有効です。でも、集中したいと思うときは逆効果。糖分を摂りすぎると、脳は休みすぎるようになってしまいます。

煙草やお酒の飲みすぎは、やはり「悪の接待」といわざるを得ません。健康に害を及ぼすし、依存症の引き金になるからです。

そこで提案です。脳にとって「うれしい」「楽しい」ことを、「善の接待」「悪の接待」に分けて考えてみましょう。人間の心は弱いものなので、そうしないと、「悪の快楽」に負けてしまうからです。

「悪の快楽」がもたらす「依存効果」を速やかに払拭するためには、思考系脳番地を使って判断力を磨く必要があります。「善の接待なのか」「悪の接待なのか」を見極め、「道徳的にどうか」を判断していかなければならないのです。

たいして必要もないのに、カードで次々と買い物をしてしまう「物質依存」も、一種の「悪の依存効果」です。買いあさったブランド品に囲まれる幸福感を否定する気はありませんが、いきすぎると脳の歯止めがきかなくなるので、ご用心、ご用心……。

「何が大事か」を見極めることが接待力を上げるコツ

人間の脳は本来、物質に依存しなくても楽しさを感じるはずなのです。赤ちゃんを見てください。必要なのは、お母さんのおっぱいだけ。それ以外の物質を求めることはありません。でも、じつに楽しそうです。

これは、外的なもの、物質に依存しなくても、人間の脳が正しく機能していれば、楽しいと思える状態になれるはずだからです。

でも成長するにつれて、周囲にどんどん「悪の快楽」が現れ、「悪の依存効果」に脳が侵食されていきます。

また、「学校の成績がよくないと楽しくない」「お金が稼げないとつまらない」「会社でもトップでなければやりがいがない」といった「強迫観念」が生まれ、本来の〝楽しさ〟からどんどんかけ離れていきます。

「学校の成績」や「お金の多寡」「会社での成績」を無視しろとはいいません。しかし多くの場合、それは自分自身の根源的な価値というよりは、周囲との比較の結果、もたらされるものにほかなりません。自分自身の本質的価値と無縁なものを気にしすぎると、精神衛生上、よくありません。

昨今は、テレビも新聞も、物質優先で欲望をあおります。でも、それに乗せられていたら、本来の楽しさから離れていくばかり。「楽しさ」「よろこび」は、必ずしもお金とリンクしていなくてもいいのです。

周囲と比較するのは、できるだけ早くやめることです。周りに影響されることなく、自分が「うれしい」と感じられるように自分を変えていく必要があります。自分自身の本質的な価値を高めていくこと、そして、何が大事なのかを自分に問いかけてみることをおすすめします。

「人間関係のしがらみ」や「他者との比較」を一度見直して、自然に暮らすように脳をリセットすれば、もっと毎日を心地よく感じるはずです。そんなふうに、脳が「楽しさ」や「よろこび」を感じられるようになれば、結果的に人間関係の悩みや、病気、疲労を遠ざけることにつながっていくはずです。

迷ったら、原点に立ち返り脳をリセットし、自分を調整していきましょう。「いまの状態が本当に楽しいのか」を点検して、もし楽しくなければ「では、どうすればいいのか」と考えていけばいいのです。

物質に頼らなくて、自分がやりたいことをやれていれば楽しいはず。「最低限、自分はこれをやりたいんだ」と思えることには、「よろこび」を感じるものです。自然の中で生きていくリズムを取り戻せば、あるいは、リズムが合っている人間同士の付き合いであれば、楽しくないわけがありません。

こんなふうに、本来の〝あるがまま〟の姿で、脳が「楽しい」と感じることをする。これが究極の「脳の接待」の基本になるものだと思います。

平成30年12月

脳内科医・「脳の学校」代表　加藤俊徳

加藤俊徳

かとう・としのり

新潟県生まれ。脳内科医、医学博士。加藤プラチナクリニック院長。株式会社「脳の学校」代表。昭和大学客員教授。発達脳科学・MRI脳画像診断の専門家。脳番地トレーニングの提唱者。

14歳のときに「脳を鍛える方法」を知るために医学部への進学を決意。1991年、現在、世界700か所以上の施設で使われる脳活動計測「fNIRS(エフニルス)」法を発見。1995年から2001年まで米ミネソタ大学放射線科でアルツハイマー病やMRI脳画像の研究に従事。ADHD、コミュニケーション障害など発達障害と関係する「海馬回旋遅滞症」を発見。帰国後、慶應義塾大学、東京大学などで脳研究に従事し、「脳の学校」を創業、「加藤プラチナクリニック」を開設し、MRI脳画像診断から、小児から超高齢者まで1万人以上を診断・治療。現在、加藤プラチナクリニックでは、独自開発したMRI脳画像法を用いて、脳の成長段階、得意な脳番地・不得意な脳番地を診断し、薬だけに頼らない脳トレ処方を行う。

著書には、『アタマがみるみるシャープになる！脳の強化書』(あさ出版)、『発達障害の子どもを伸ばす 脳番地トレーニング』(秀和システム)、『50歳を超えても脳が若返る生き方』(講談社)など多数。「脳番地」(商標登録第5056139／第5264859)。

著者による脳画像診断を希望される方は、加藤プラチナクリニック(https://www.nobanchi.com/)までご連絡ください。

脳を「接待」する！

上手な脳内リズムの整え方

2019年1月31日　初版第1刷発行

著者　加藤俊徳
© Toshinori Kato 2019, Printed in Japan
発行者　藤木健太郎
発行所　清流出版株式会社
〒101-0051
東京都千代田区神田神保町3-7-1
電話　03-3288-5405
編集担当　古満 温
http://www.seiryupub.co.jp/
印刷・製本　大日本印刷株式会社

乱丁・落丁本はお取替えします。
ISBN 978-4-86029-483-0

本書のコピー、スキャン、デジタル化などの無断複製は著作権法上での例外を除き禁じられています。本書を代行業者などの第三者に依頼してスキャンやデジタル化をすることは、個人や家庭内の利用であっても認められていません。